1回30秒

おうちで
ほぐれる

タオルストレッチ

仲林久善

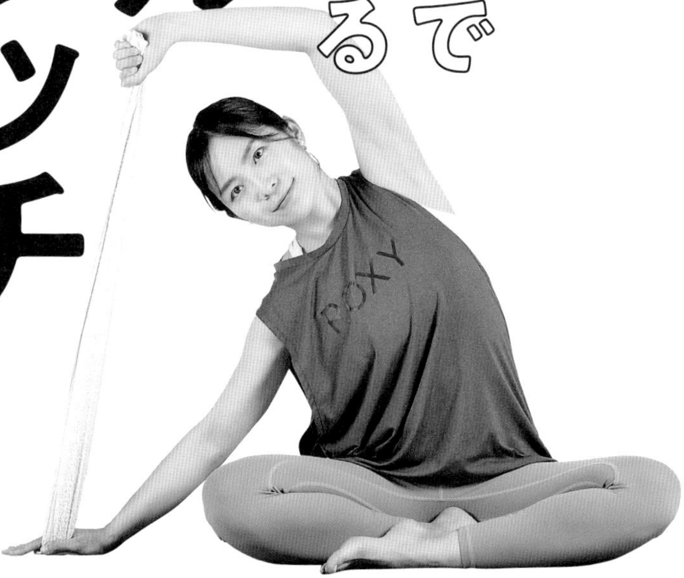

TOYOKAN BOOKS

はじめに

「肩が上がらない」「腰が痛い」「疲れやすくなった」
など、あなたは今、どこかに不調を感じて本書を手に取ってくださったと思います。
そんなあなたに1つ、質問をさせてください。

「あなたの体、硬くはありませんか？」

多くの場合、これらの不調を抱える方は体が硬いです。

体が硬い方にとって、ストレッチというのはとても億劫なものです。やらなければいけないとわかっているけれど、なかなか1人ではやる気にならなかったり、うまく伸ばせなかったり……。

ストレッチが億劫になる方の気持ちはよくわかります。しかし、「まだ症状は軽いから大丈夫だろう」とその不調をそのまま放っておくと、症状が悪化することはもちろん、体のバランスが崩れてケガにつながることもあれば、病気につながってしまうこともあります。

私は十数年治療家をしてきて、体の硬さや運動不足が原因で不調に陥っている方を多く診てきました。

ですが、そういう方に「お風呂上りに開脚のストレッチをしてくださいね」と伝えても、なかなか家では実践できない、というケースを何度も経験しています。どうしても面倒に感じてしまうようです。

体が硬い方や、ストレッチの習慣がない方にも、気楽に実践してもらえる方法はないだろうか……。試行錯誤の中で、患者さんから好評だったのが、本書で紹介する**「タオルストレッチ」**です。

タオルストレッチは、どのご家庭にもある普通のタオルを使うだけで、体が硬い方や運動が苦手な方でもしっかりと伸ばすことができます。伸ばしたいところをしっかり伸ばせるので、効果も出やすい。効果が出るから、続けたくなる。そんないいサイクルが生み出せるストレッチなのです。

タオルストレッチがどんな風に効き目があるのか、何も使わずにやるストレッチと何が違うのかなど、詳しくは本編で解説します。体の不調を感じている方は、それ以上悪化しないように、今特に不調を感じていない方は、支障が出る前に、ぜひタオルストレッチを通して、体づくりをしてみてください。

四十肩・五十肩やぎっくり腰など、すでに痛みを抱えて悩んでいる方にも有効なストレッチが載っていますので、参考にしてみてください。

令和6年3月　**仲林久善**

本書の使い方

プロローグでは、タオルストレッチを実践する上で、知っておきたい基本情報を解説し、第1章で肩、第2章で腰、第3章でその他の部位に効くタオルストレッチの方法を紹介しています。最後の第4章ではダイエットに効果的なタオルストレッチも解説しています。

タイトル

やり方やポイントを端的に示した具体的なタイトルなので、内容が一目瞭然です。

サブタイトル

何に効くタオルストレッチかがわかるように項目を挙げています。

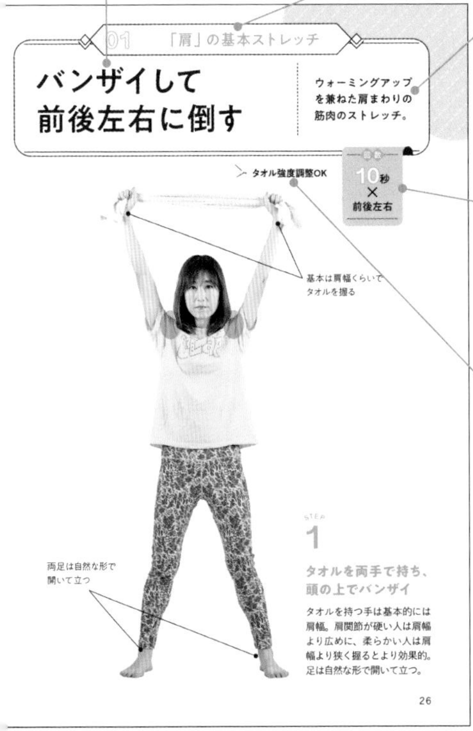

リード

タオルストレッチのやり方やその効果を紹介しています

回数・時間

タオルストレッチを行うための目安となる回数や時間を示しています。

タオル強度調整OK

タオルを握る両手の幅の違いによって、ストレッチの強度を調整できる場合があります。このマークがあるストレッチは、強度の調整ができるものです（P.20参照）。

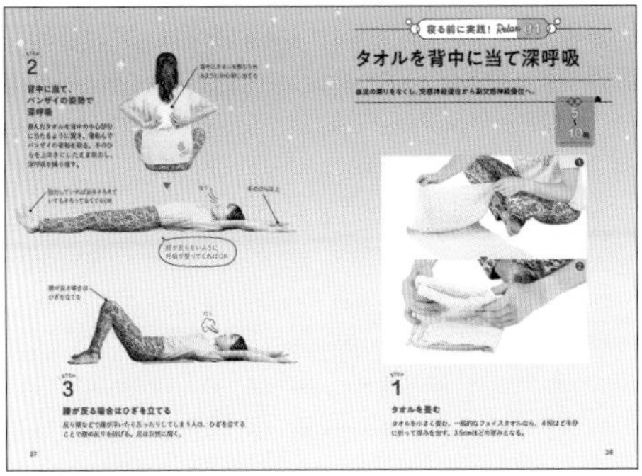

寝る前に実践！ Relax

第２章と第３章の最後のほうのページで、寝る前に行いたいタオルストレッチを各３つ紹介しています。血流を良くして、リンパを刺激し、リラックスした状態になれます。

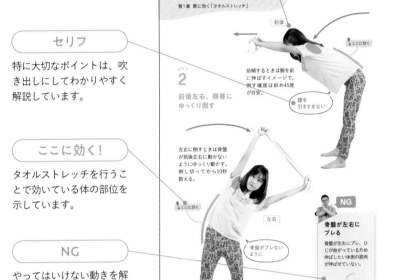

写真

タオルストレッチの動きや体の使い方がわかるように、いろいろな角度の写真も載せて解説しています。

セリフ

特に大切なポイントは、吹き出しにしてわかりやすく解説しています。

ここに効く!

タオルストレッチを行うことで効いている体の部位を示しています。

NG

やってはいけない動きを解説しています。正しい効果が得られないだけでなく、ケガや故障につながる場合もありますので、注意して取り組みましょう。

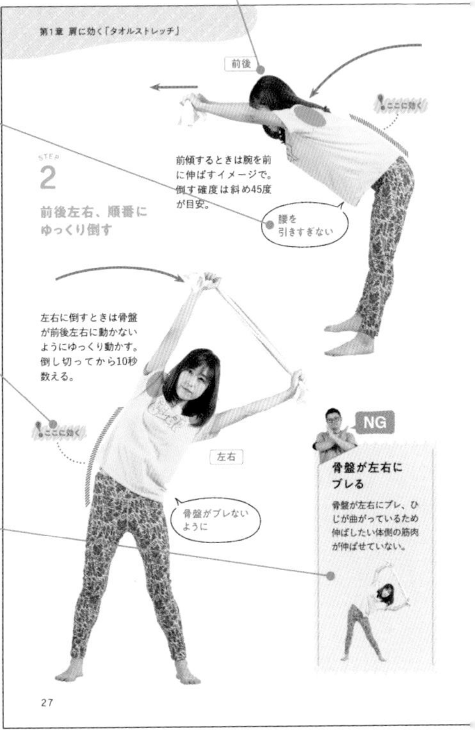

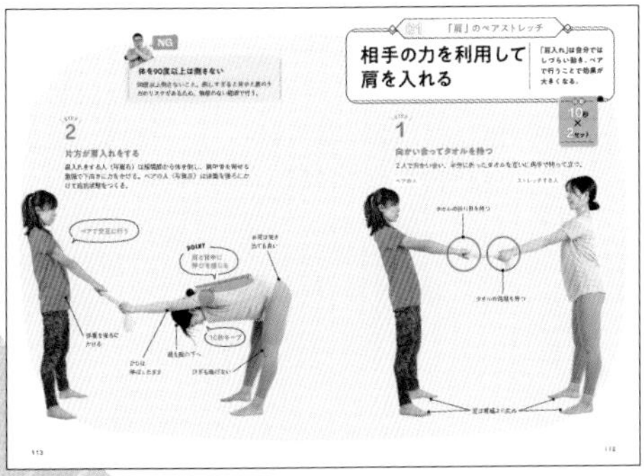

ペアストレッチ

1人でストレッチをやっても効きが弱かったり、思うようにできなかったりする部位があります。そういうときは、ペアでタオルストレッチをすることで、より効果的に行うことができます。そうしたペアストレッチを、第4章の最後で紹介しています。

目次

第1章 肩に効く「タオルストレッチ」

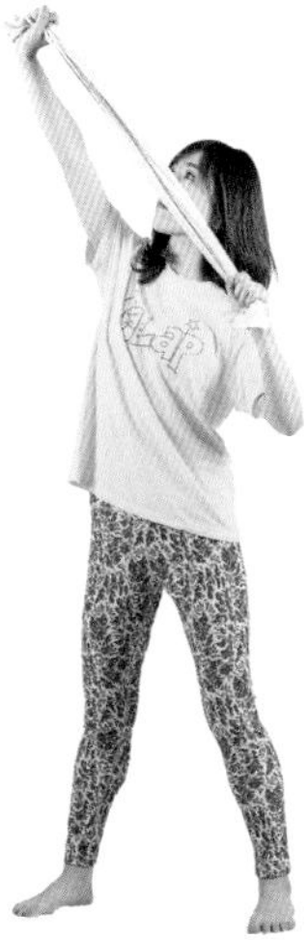

第2章 腰に効く「タオルストレッチ」……45

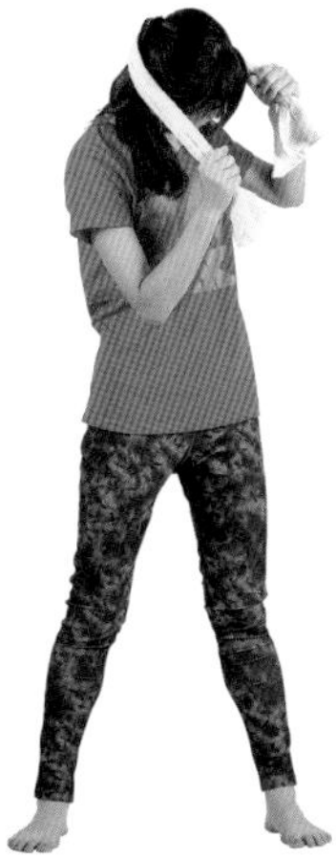

プロローグ

健康にすごすための「タオルストレッチ」

本書のタオルストレッチを実践する前に、知っておきたい基本情報を掲載しています。健康維持のための運動について、 体の硬さからくる問題、 タオルストレッチの有効性などを解説しています。

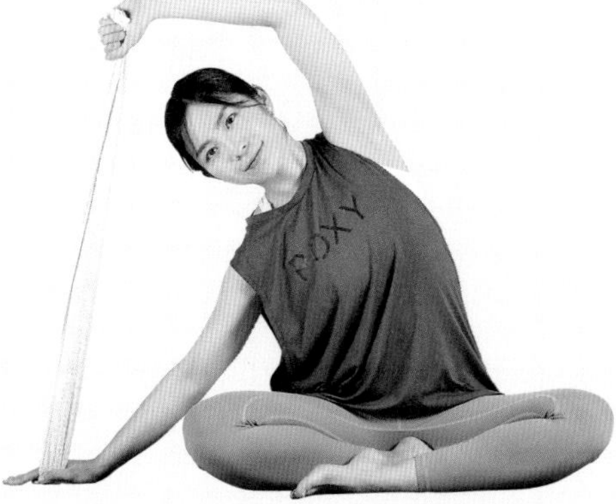

これからの時代を健康にすごすために

健康に生きていくためには欠かせない「運動」

健康に長生きしたい。これは、ほとんどの人が願うことではないでしょうか。平均寿命が長くなり続ける世の中では、単に長く生きるだけでなく、「健康寿命」の長さも重視されるようになりました。

ところが現代は、「がん、心疾患、脳血管疾患」という日本人の死因の半分以上を占める三大疾病をはじめ、糖尿病や高血圧症など、現代人の食事や運動、休養などの生活習慣が深く関わって起こる「生活習慣病」が増え続けています。

このような疾病を防ぐためには「食事・睡眠・運動」の3本柱が重要であるとよく言われます。私はこの3本柱はおおむね同意していますが、**「運動」**の部分に注釈をつけたいと思っています。

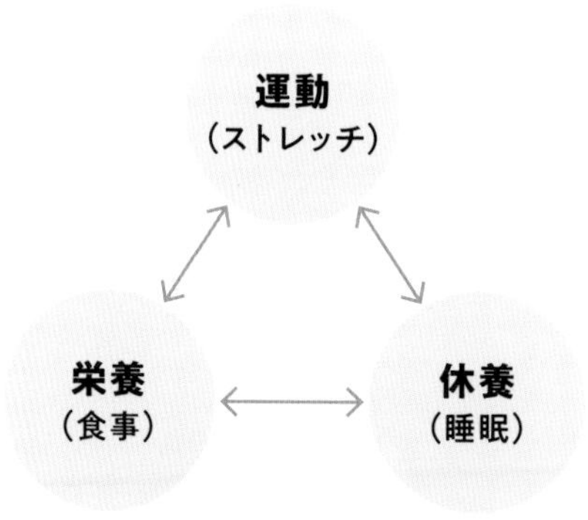

運動前のストレッチの大切さ

確かに、運動不足を解消しなければ、健康の維持は難しくなります。形成外科などに行くと「1日何歩以上歩いてください」と言われて、頑張って歩いている方もいらっしゃるかもしれません。しかし、運動習慣のない方がいきなり運動すると、ケガのリスクが高くなるのです。たとえば、普段ほとんど歩いていない方が急に「1日1万歩」を目指してたくさん歩くと、ひざを痛めます。健康になろうと思って運動しているのに、それが原因でケガをしてしまったら元も子もないですよね。

実際に、運動不足を感じて歩き始めた高齢者の方が、散歩でひざを痛めたことでまた歩かなくなり、さらに骨や筋肉が弱くなり、生活の中で転んでしまって骨折、入院してそのまま寝たきりになってしまうという例も、珍しくはありません。

そこで立ち返ってほしいのは、**「なぜ運動が必要なのか？」**です。スポーツ選手でもない限り、現代人にとっての運動は、筋肉を動かすことで血流を良くすることが目的です。

であれば、運動から入るより、**ストレッチから入るほうが絶対にいい**と私は考えています。運動よりも体への負担の低いストレッチを先にしたほうが、気持ちとしても楽ですし、柔軟性が備わった上で運動に移行できるので、より効果が出やすくなります。

これからの時代において、健康寿命を延ばすためには、血流を良くすることが重要で、そのスタートとして有効なのがストレッチなのです。

体の硬さがケガや病気につながる理由

体の硬さと免疫力の関係

あなたはどこかで、「体が硬い人はケガをしやすい」という話を聞いたことがあるかもしれません。しかし実は、**体が硬いとケガにつながるだけでなく、病気を招きやすい**というリスクもあるのです。なぜなら、体の構造として、次のような流れがあるからです。

体が硬い
↓
血流が悪くなる
↓
体温が下がる
↓
代謝が下がる
↓
免疫力が下がる
↓
病気になりやすくなる

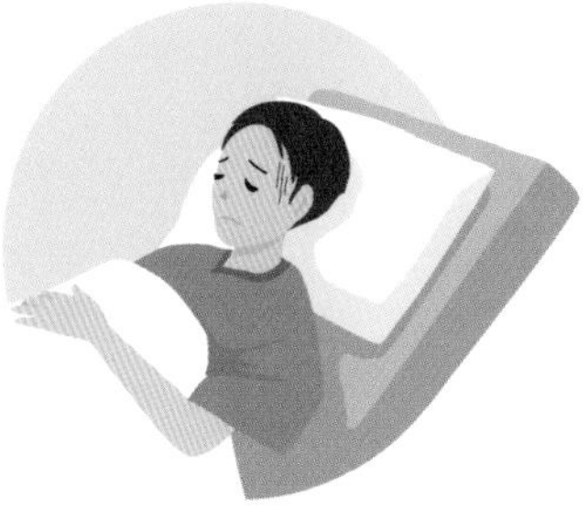

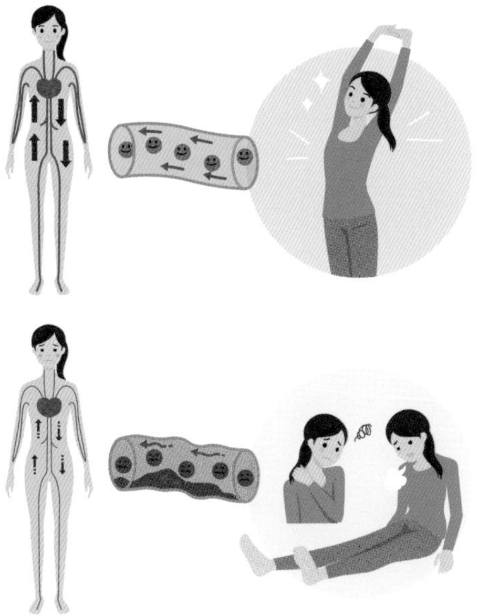

体が硬いと、血流が悪くなります。血流が悪いと、体温が下がってきます。低体温が続くと、代謝が落ちます。代謝が落ちると、免疫力が下がります。そして免疫力が下がれば、病気になりやすくなるという理屈です。

逆に、体に柔軟性があって血流の良い人は、基礎体温や基礎代謝が高いので免疫力もしっかりと備わっています。基礎体温が高いとウイルスが入ってきても体の中で退治することができるので、病気や風邪にもなりにくいのです。

血流を改善して、病気やケガのリスクを低減する

本書で目指すのは、「これからの時代を健康にすごせる丈夫な体をつくる・維持する」こと。そのために最も注目しているのが**「血流」**です。血流が悪い、運動不足、ストレッチ不足の人の、病気やケガにつながるリスクを低くする。そのために、本書はあります。

どうすればストレッチや運動を気軽に行えるのか？

続けるために大切な「気軽さ・手軽さ」

ストレッチや運動の習慣がない人が、自宅で毎日続けていくためには、工夫が必要です。「短時間でできる」「場所を選ばずにできる」「負荷が高くない」などです。

大切なことは、**「気軽さ・手軽さ」**です。

たとえば、スポーツ選手がジムにもない専用マシンを使う「初動負荷のストレッチ」は、専用の設備がなければできません。実際のところ、その施設は各県に1か所あるかないかくらいの数なので、一般の方が気軽にできるものではありません。

また、1回のストレッチにかかる時間が長いのも問題です。忙しい現代人は1つのことに時間を取られることに抵抗を感じますから、1時間はもってのほか。数十秒や数分、長くても10分ほどでできることが毎日続けるには必要となるでしょう。

そして、負荷のレベル設定も大事です。習慣のない人が張り切って負荷の高い運動をしてみても、きついと感じてやる気が下がり、三日坊主で終わってしまうでしょう。

あるいは、ヨガのようなものも、慣れていないとポーズを取ることが難しく、挫折してしまう人が多いです。

「いつでも・どこでも・誰でも」で運動習慣をつける

気軽にストレッチや運動を続けていくためには、**「いつでも・どこでも・誰でも」**を満たす必要があるのです。

ちなみに、ストレッチの習慣がなかった人が、ストレッチをして体を動かすことに慣れ、体が柔らかくなってくると、散歩やトレーニングといった運動に進んでいくことは多く見られます。体が柔らかく血流が良くなると、動かすことが楽しくなってくるのです。

すでに、散歩が好きでいつも家のまわりを歩いているという人も、ストレッチをして全身をほぐしてから散歩をすることで、より効果が高まります。運動習慣にプラスアルファすることで、相乗効果が見込めるのです。

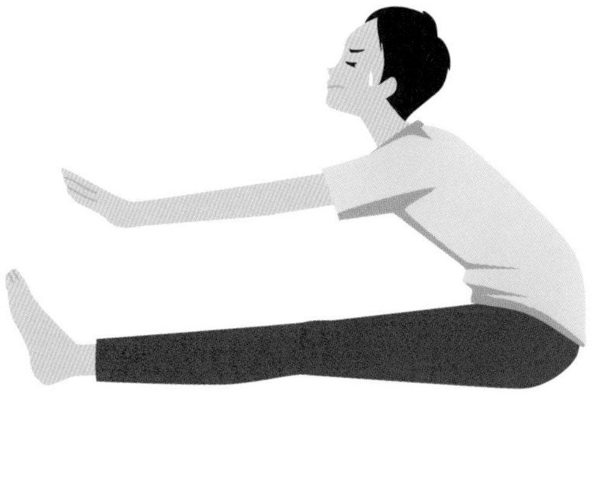

タオルストレッチの3つの特徴

本書で紹介するタオルストレッチとは、一般的なフェイスタオル（長方形のもの）を使うことで、１人だけでも体のいろいろな部位を伸ばすことができるストレッチです。タオルを使うことによるメリットは、大きく３つあります。

特徴１：伸ばしづらいところも的確に伸ばすことができる

自分１人で何も使わずにストレッチしようとすると、動かしづらい部分があります。タオルを使うことで、**１人では伸ばしにくいところも的確に伸ばすことができます**。

特徴２：誰がやっても同じフォームになる

トレーニングやストレッチは、正しいフォームで行うことが重要です。そのフォームをつくることが難しいケースも多々ある中で、タオルストレッチではタオルの持ち手と始点を決めているので、**誰がやっても同じようなフォームになります**。そのため、どなたにも一定の効果が見込めます。

特徴3：ストレッチによるケガのリスクが少ない

タオルストレッチは、ケガをするような危険な動きはありません。他の器具を使ったトレーニングや、1人で行うストレッチでは、負荷のかけすぎ、伸ばしすぎなどが原因でケガをしてしまうリスクがありますが、タオルストレッチは、**ケガをしようがないと思うくらい安全なものとなっています**。

むしろ、四十肩・五十肩やぎっくり腰など、すでに痛みがあってなかなか自分ではケアできない部分も、タオルを使うことでケアし、痛みを緩和することができます。

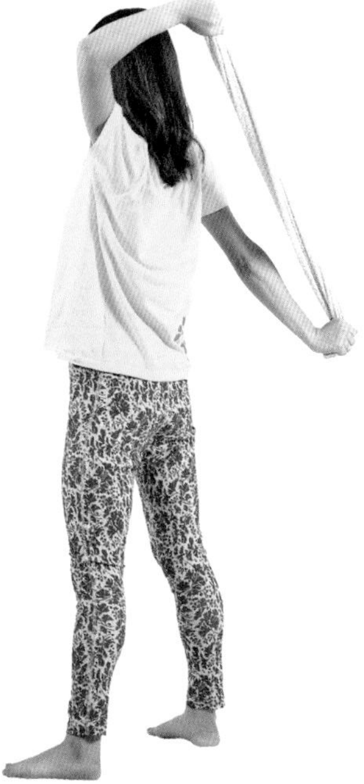

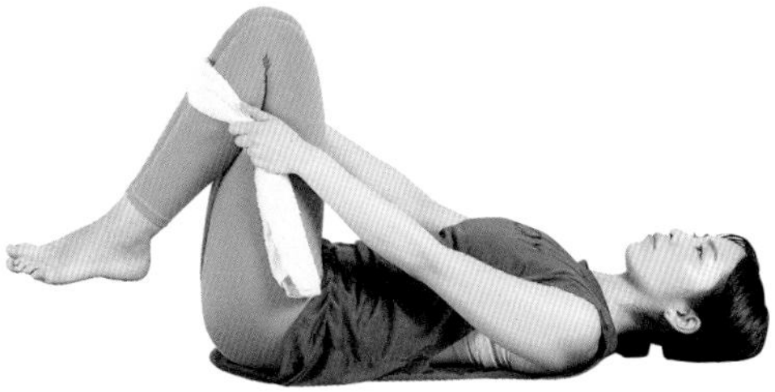

ストレッチをより効果的にする タオルの使い方

タオルの持ち方

体の硬さに合わせて、タオルを持つ広さを調整する

肩幅より少し両側に開いた位置が、オーソドックスなタオルの持ち手になります。さらに、持ち方を工夫することによって、ストレッチをしたときの伸び方が変わります。

基本的に、**タオルを広く持つと強度はゆるまり、狭く持つと強度は強くなります**。各部位に痛みがある人や体が硬い人は、まずは広く持ってやってみてください。より伸ばしたい人、より柔らかくしたい人は、徐々に持つ手を狭めていきましょう。

無理はせず、ストレッチによる痛みを感じないところで止めて、気持ち良く伸びている感覚があれば正解です。

〈広い〉
強度(小)

〈通常〉
強度(中)

〈狭い〉
強度(大)

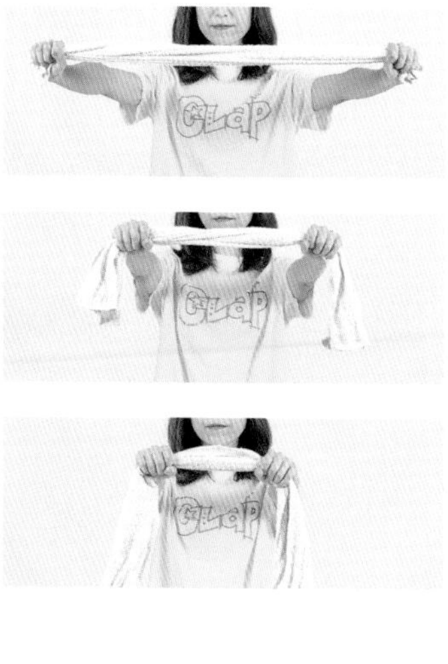

タオルの使い方

部位によってタオルの使い方を変える

タオルは広げたり畳んだりできる柔らかさと、ある程度強く引っ張っても破れないという強度が両立しています。この特性を生かして、いろいろな使い方ができます。

本書で紹介しているのは、**「引っ張る」「回す」「振り上げる」「ひねる」**などの動きです。ストレッチを行う部位によって、タオルの使い方を変えていきます。

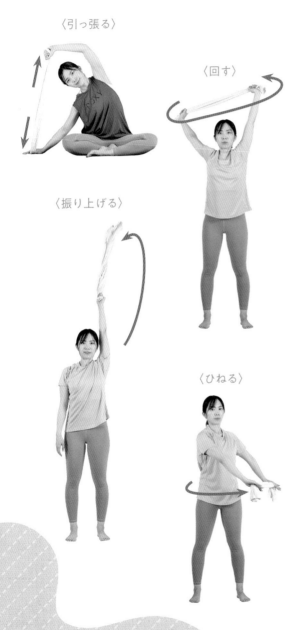

〈引っ張る〉

〈回す〉

〈振り上げる〉

〈ひねる〉

第1章

肩に効く「タオルストレッチ」

ここでは、多くの現代人が抱える悩みの1つと言える「肩こり」や、年齢を重ねると肩の関節がスムーズに動かなくなる「四十肩・五十肩」に効くタオルストレッチを紹介しています。まずは、肩に効く基本のタオルストレッチを行ってから、各症状に合わせたストレッチを行ってみましょう。

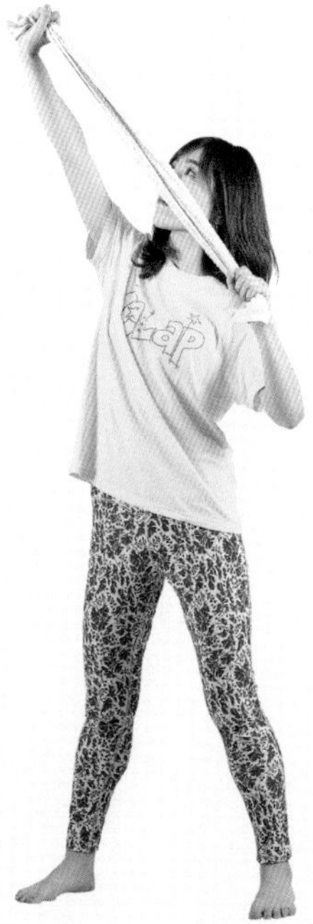

肩で起きやすい ケガ・悩みとは？

肩こり、四十肩・五十肩

肩のお悩みで最も多いのは肩こりです。年齢が上がってくると、四十肩・五十肩になる人も多いです。この2つが代表的な悩みであり、両方とも運動不足や血流の悪さが原因となって起こります。

肩こり

筋肉の硬さと血流の悪さが起因の「肩こり」

肩こりというのは、筋肉が固まり、血流が悪くなってしこりができて痛みや違和感として出てくるものです。デスクワークでパソコンの前に座る時間が長い人、スマホを見るときに頭が前に出てしまう癖がある人などは首や肩がこりやすくなります。大半は筋肉の硬さと血流の悪さに起因しているので、ストレッチをすると痛みは消えていきます。

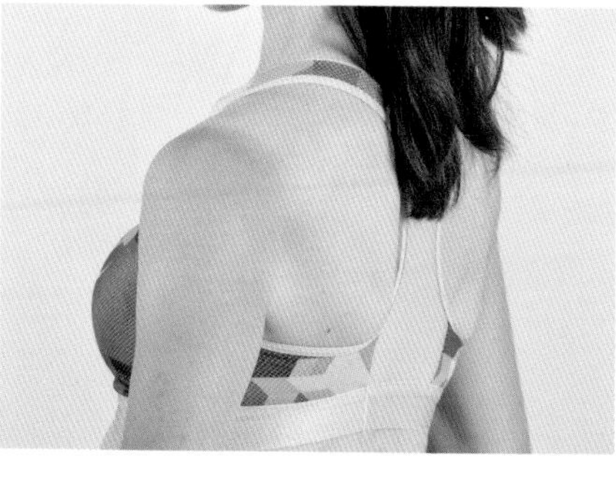

四十肩・五十肩

可動域の筋肉が固まってしまう「四十肩・五十肩」

正式名称は、肩関節周囲炎。肩の可動域を十分に働かせていないことが続くと、筋肉が固まります。その状態から、少し動かしたときに、筋肉に傷が入り、肩関節のまわりに炎症が起きて痛みを感じるのです。しっかりと肩の動きを出して、筋肉の癒着や肩関節の硬直を緩和していくと徐々に治っていくのですが、通常、四十肩・五十肩が発症した場合は、治癒までに早くても3か月、長ければ1年半以上かかることも珍しくありません。

しかし、整骨院・接骨院での治療とタオルストレッチを組み合わせることで、2週間ほどでほとんど痛みが消える場合もあります。**特に肩の不調に関しては、病院でシップをもらうよりも、自宅でタオルストレッチをしたほうが治りやすい**ということは強くお伝えしておきます。

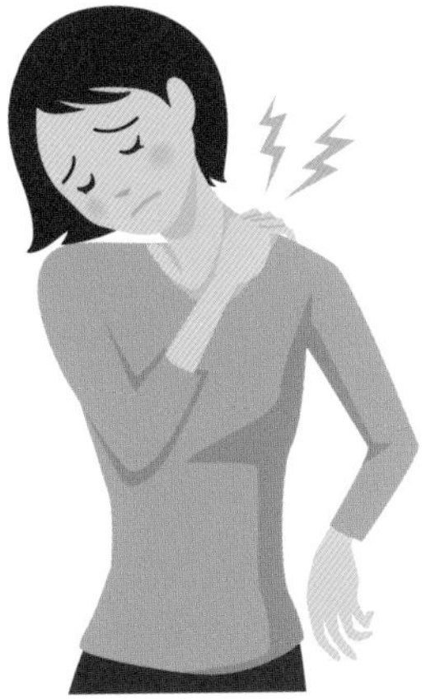

01 「肩」の基本ストレッチ

バンザイして
前後左右に倒す

ウォーミングアップを兼ねた肩まわりの筋肉のストレッチ。

回数
10秒
×
前後左右

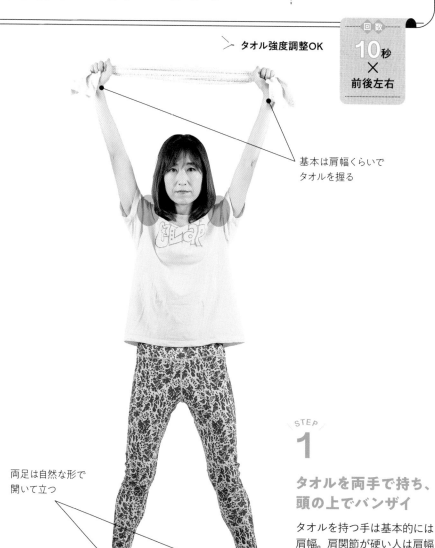

タオル強度調整OK

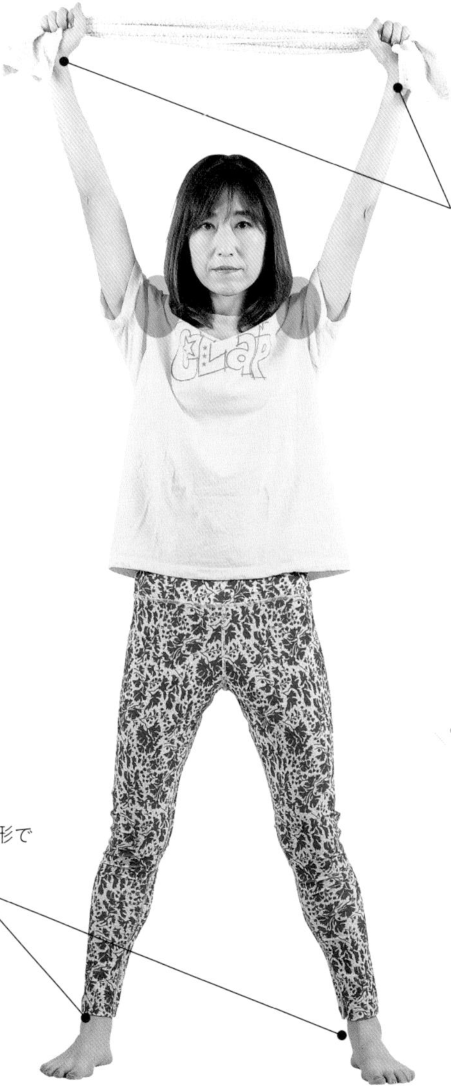

基本は肩幅くらいでタオルを握る

両足は自然な形で開いて立つ

STEP 1

タオルを両手で持ち、頭の上でバンザイ

タオルを持つ手は基本的には肩幅。肩関節が硬い人は肩幅より広めに、柔らかい人は肩幅より狭く握るとより効果的。足は自然な形で開いて立つ。

STEP

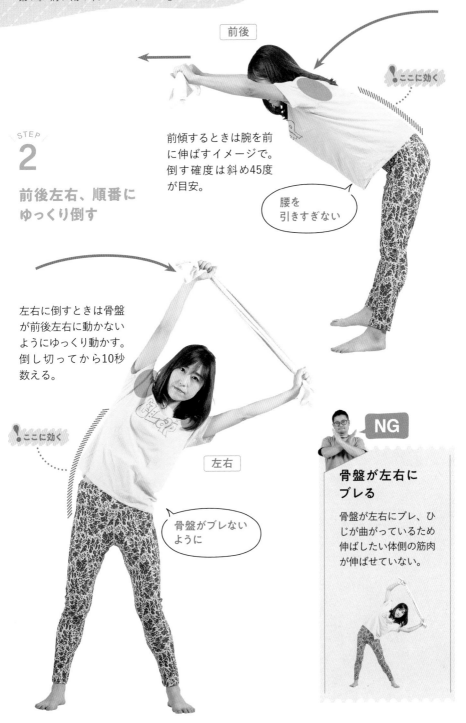

2

前後左右、順番にゆっくり倒す

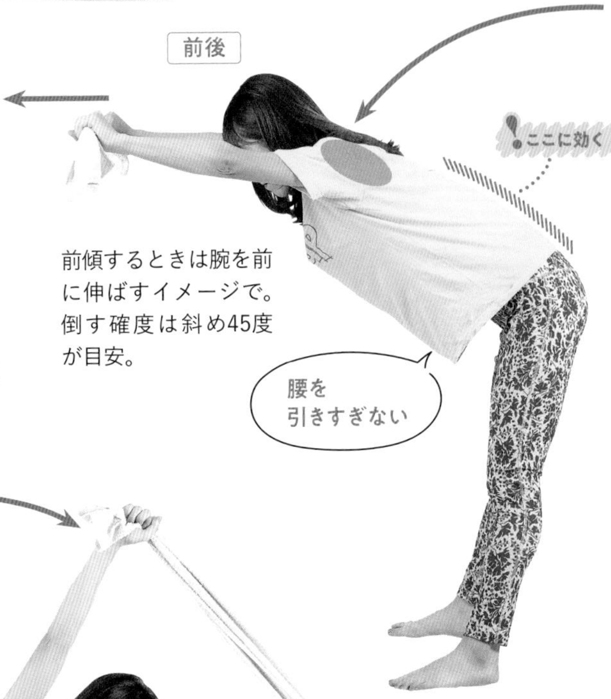
前後
ここに効く
腰を
引きすぎない

前傾するときは腕を前に伸ばすイメージで。倒す確度は斜め45度が目安。

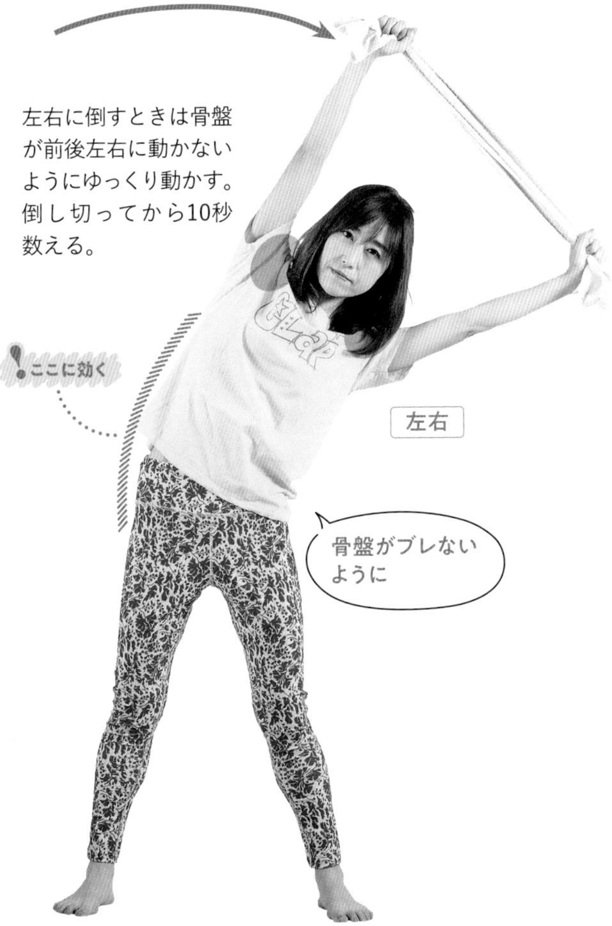
ここに効く
左右
骨盤がブレない
ように

左右に倒すときは骨盤が前後左右に動かないようにゆっくり動かす。倒し切ってから10秒数える。

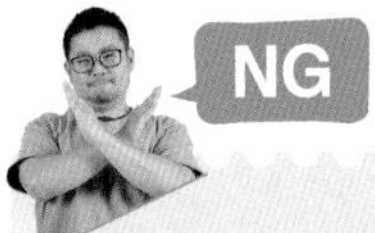
NG

骨盤が左右にブレる

骨盤が左右にブレ、ひじが曲がっているため伸ばしたい体側の筋肉が伸ばせていない。

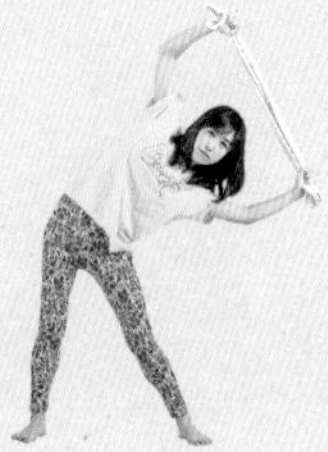

02 肩こりに効く！①

首から肩にかけて筋肉を伸ばす

肩こりの原因となる僧帽筋や肩甲骨をほぐすストレッチ。

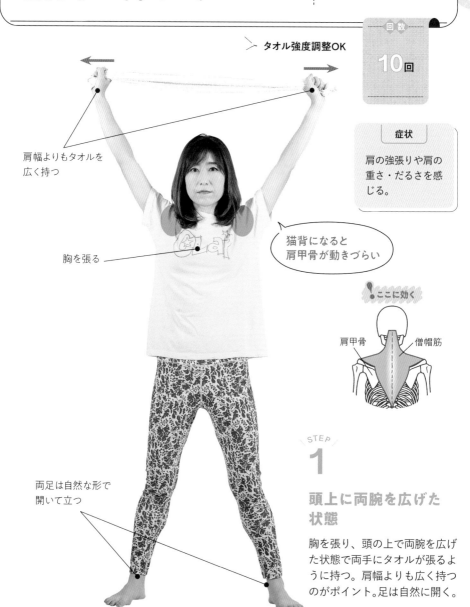

回数

10回

タオル強度調整OK

肩幅よりもタオルを広く持つ

胸を張る

両足は自然な形で開いて立つ

猫背になると肩甲骨が動きづらい

症状

肩の強張りや肩の重さ・だるさを感じる。

ここに効く

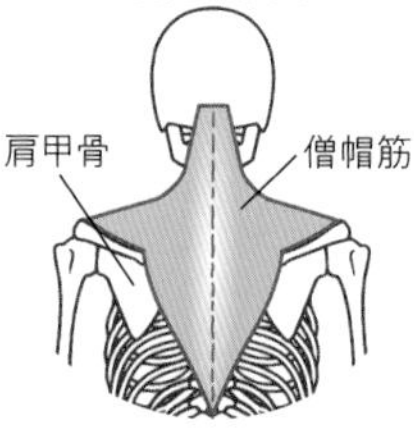

STEP 1

頭上に両腕を広げた状態

胸を張り、頭の上で両腕を広げた状態で両手にタオルが張るように持つ。肩幅よりも広く持つのがポイント。足は自然に開く。

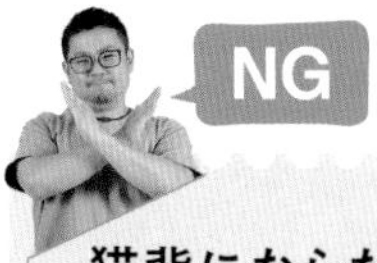

猫背にならない

猫背になると肩甲骨が使われず、前の筋肉が使われるので、効果が低くなってしまう。

徐々に腕を曲げ、
肩の高さまで下ろしていく

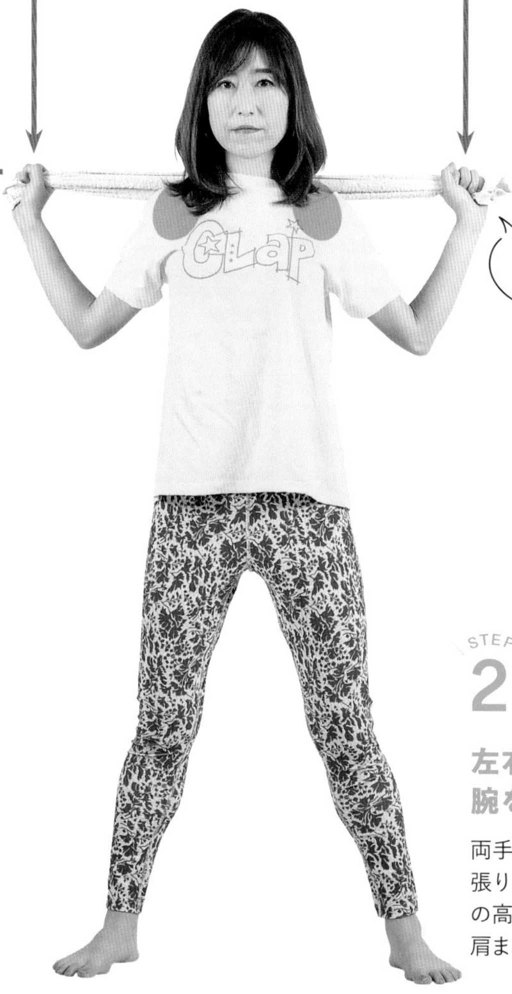

手のひらを少し
外に向ける

STEP
2
左右に引っ張りながら腕を曲げていく

両手を左右に広げるように引っ張りながら、徐々に腕を曲げ肩の高さまで下ろしていく。首や肩まわりの筋肉の伸びを感じる。

03 肩こりに効く！②

動きの中で背面をほぐす

肩をゆっくり回転させることで筋肉に刺激を与え、ほぐしていく。

回数 10回

タオル強度調整OK

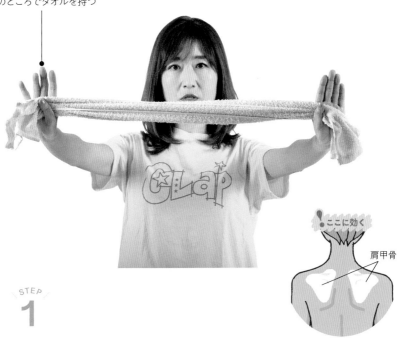

指で「4」をつくって、肩幅くらいのところでタオルを持つ

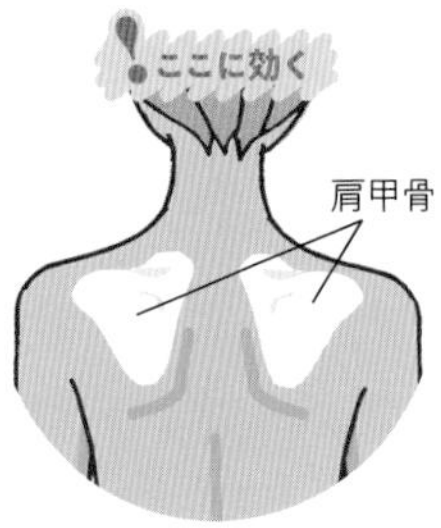

STEP 1

両腕を前に伸ばす

指で「４」をつくって肩幅にタオルを持ち、肩の高さで両腕を前に伸ばす。両ひじも伸ばした状態にしておく。

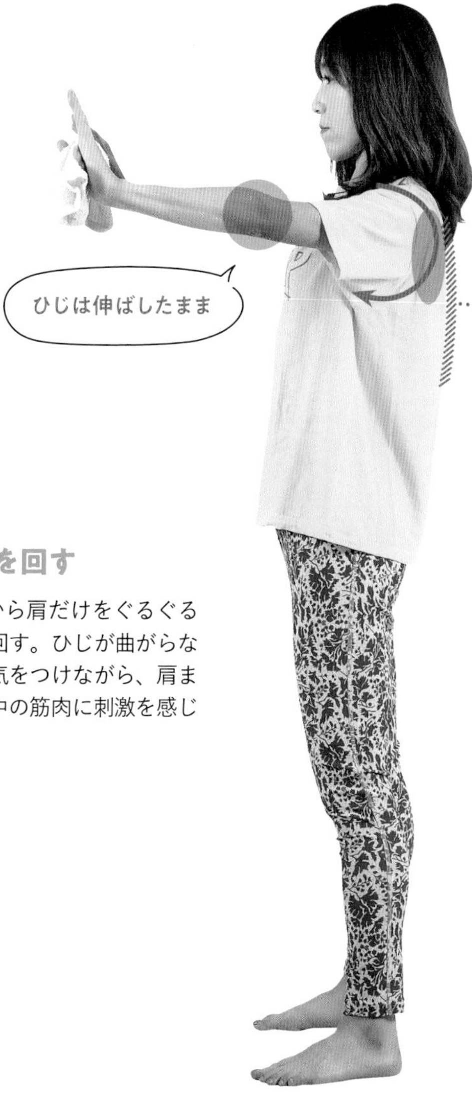
肩甲骨の柔軟性を
高めるのに最適
ひじは伸ばしたまま
ここに効く

STEP
2

肩甲骨を回す

1の状態から肩だけをぐるぐると後ろに回す。ひじが曲がらないように気をつけながら、肩まわりと背中の筋肉に刺激を感じる。

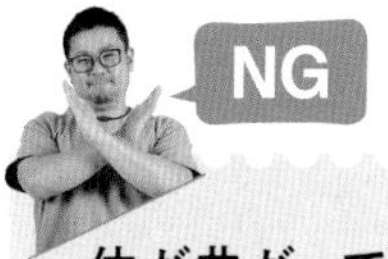
NG

体が曲がって姿勢が崩れている

ひじが曲がったり、頭が前に出たり、背筋が丸まったりしないよう注意。

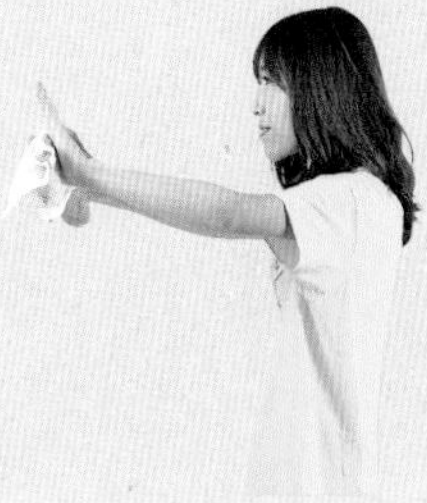

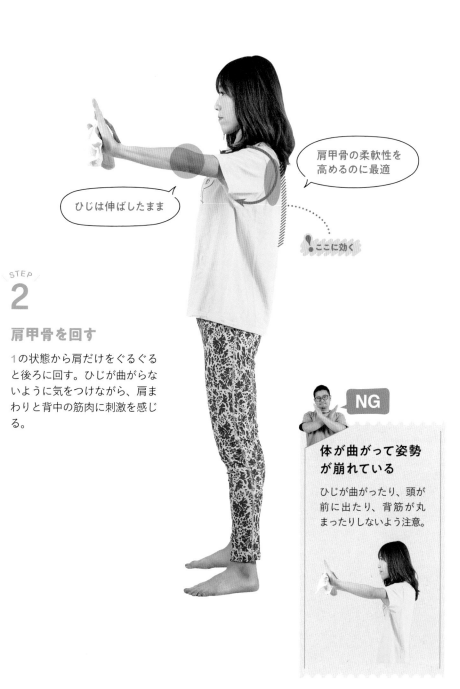

04 四十肩に効く！

痛くないほうの肩を利用して動かす

腕を前や横から上げるときに痛みがある場合のストレッチ。

回数
10〜30回

症状

左肩が四十肩で上がらない。服を着るのもしんどい。

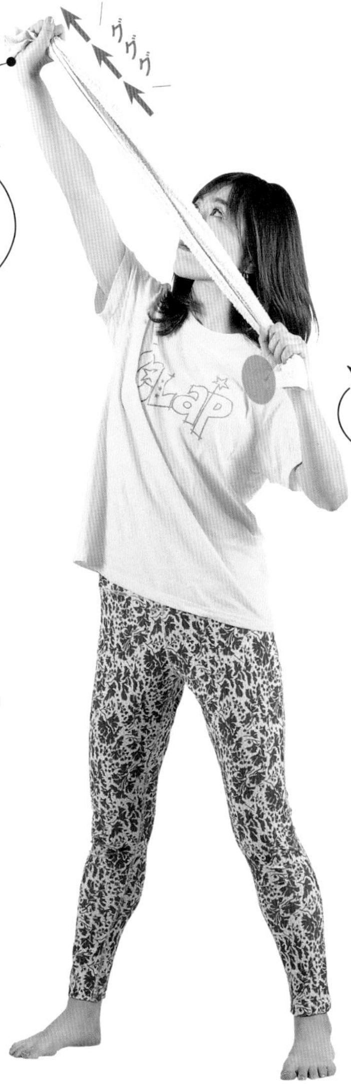

斜め上に向かって小刻みに動かす

できる人は30回行う。時間ではなく、回数が大事なので自分のペースで！

下側の肩まわりが伸びる

STEP 1

左腕を横から上げると痛い場合

両手でタオルを持ち、痛くないほうの手（写真右手）を横から上げ、痛いほうの手（写真左手）を引っ張るように斜め上に向かって小刻みに動かす。

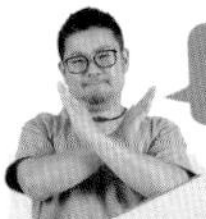

NG

無理にやらない

無理やり引っ張ったり、急に動かすとケガにつながるので注意。

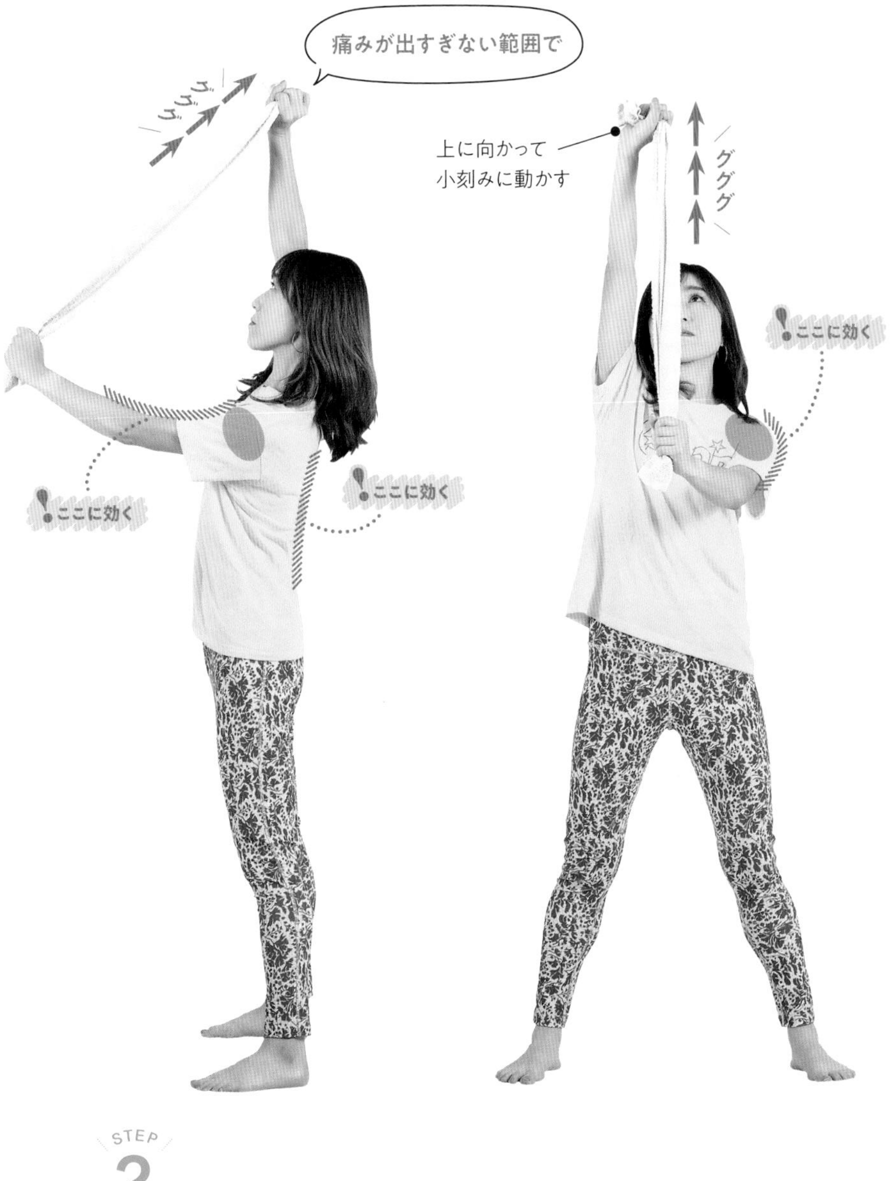
痛みが出すぎない範囲で
グググ
ここに効く
ここに効く
上に向かって
小刻みに動かす
グググ
ここに効く

STEP

2

左腕を前から上げると痛い場合

両手でタオルを持ち、痛くないほうの手（写真右手）を前から上げ、
痛いほうの手（写真左手）を引っ張るように上方向に小刻みに動かす。

05 肩のケガ予防

肩を柔らかくするストレッチ

肩の回旋運動によって脱臼や関節炎、肩の痛みを予防できる。

タオル強度調整OK

回数
3往復

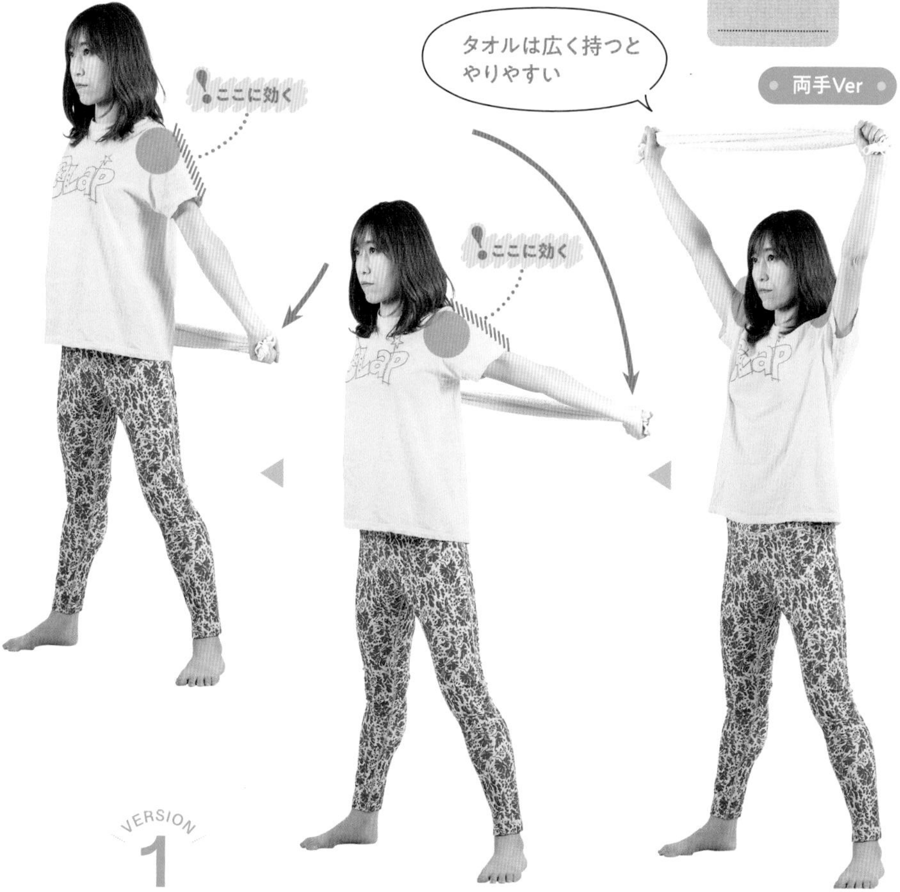
ここに効く
タオルは広く持つとやりやすい
両手Ver
ここに効く

VERSION 1

両手で広く持ち、背面を上下に動かす

タオルを両手で広めに持ち、頭の上から背中側に、ひじを伸ばしたまま腕を下ろしていく。下まで行ったら、上に戻す。

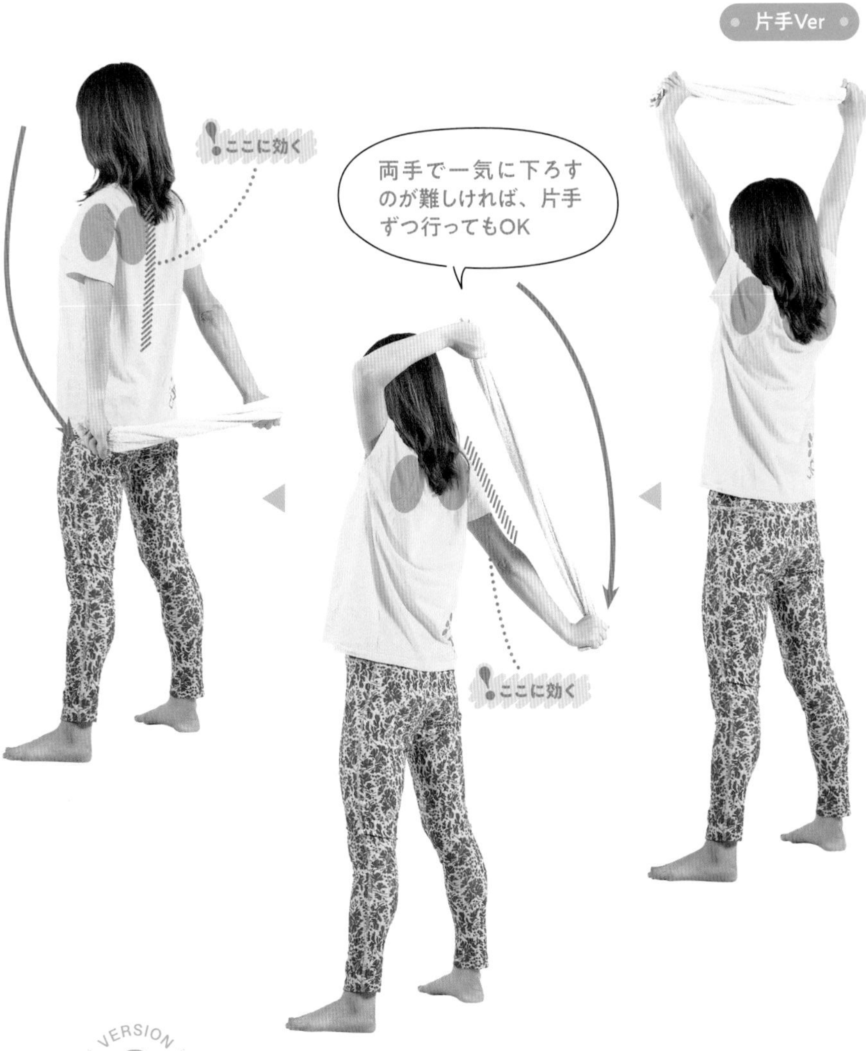
片手Ver
ここに効く
両手で一気に下ろすのが難しければ、片手ずつ行ってもOK
ここに効く

VERSION
2

片手ずつでもOK

肩甲骨が硬く、両手で一気に下ろすことが難しい場合は、片手ずつの上げ下ろしでもOK。

寝る前に実践！ Relax 01

タオルを背中に当て深呼吸

血流の滞りをなくし、交感神経優位から副交感神経優位へ。

回数
5
〜
10回

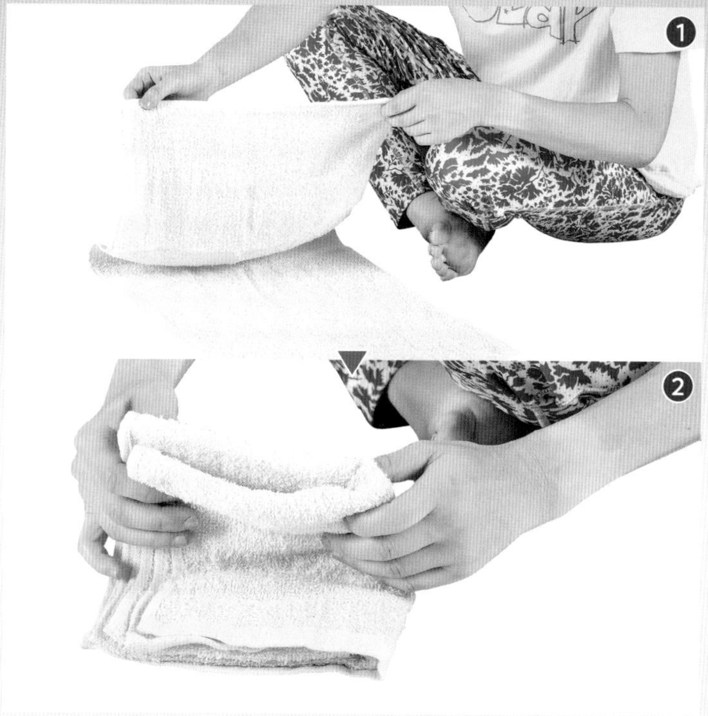

STEP
1

タオルを畳む

タオルを小さく畳む。一般的なフェイスタオルなら、４回ほど半分に折って厚みを出す。3.5cmほどの厚みとなる。

STEP

2

背中に当て、バンザイの姿勢で深呼吸

畳んだタオルを背中の中心部分に当たるように置き、寝転んでバンザイの姿勢を取る。手のひらを上向きにしたまま脱力し、深呼吸を繰り返す。

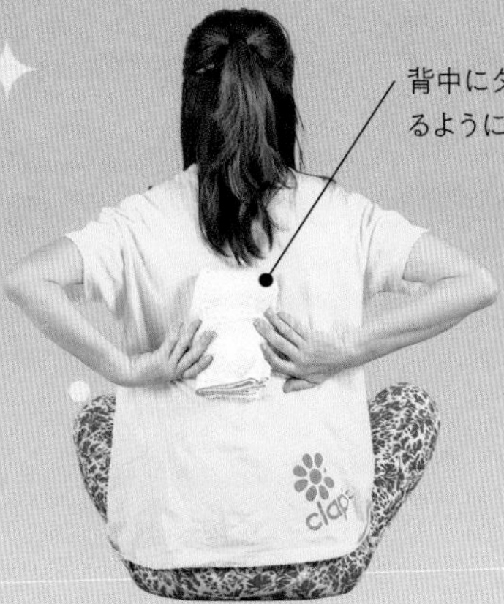
背中にタオルを感じられるように中心部に当てる
clap

▼

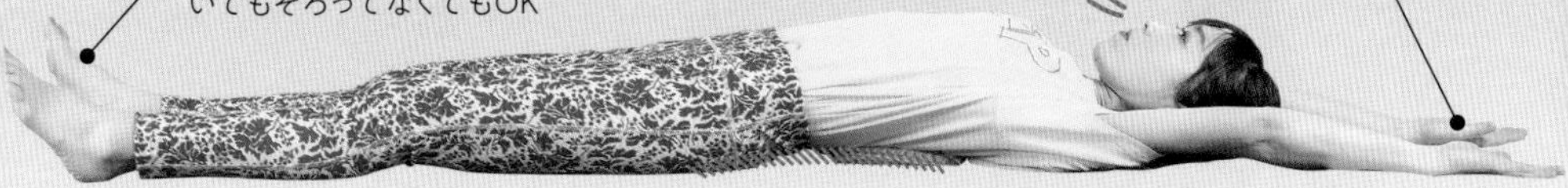
脱力していれば足をそろえていてもそろってなくてもOK
吸う
手のひらは上
腰が反らないように呼吸が整ってくればOK

腰が反る場合はひざを立てる
吐く

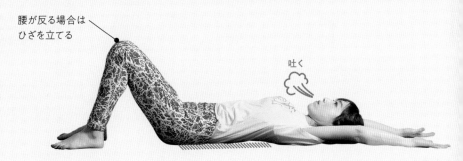

STEP

3

腰が反る場合はひざを立てる

反り腰などで腰が浮いたり反ったりしてしまう人は、ひざを立てることで腰の反りを防げる。足は自然に開く。

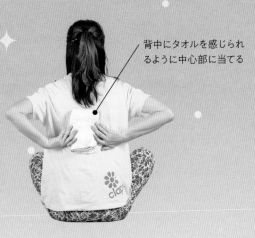

鼠径部にタオルを挟んで血液循環

小さく畳んだタオルで適度な圧迫をつくり、リンパを刺激する。

回数
30秒
×
左右

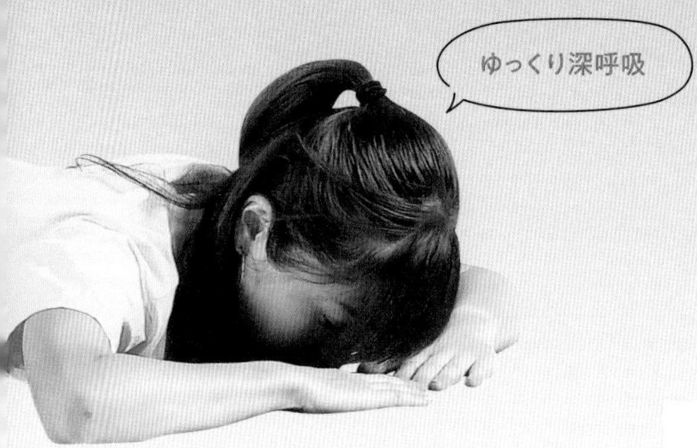

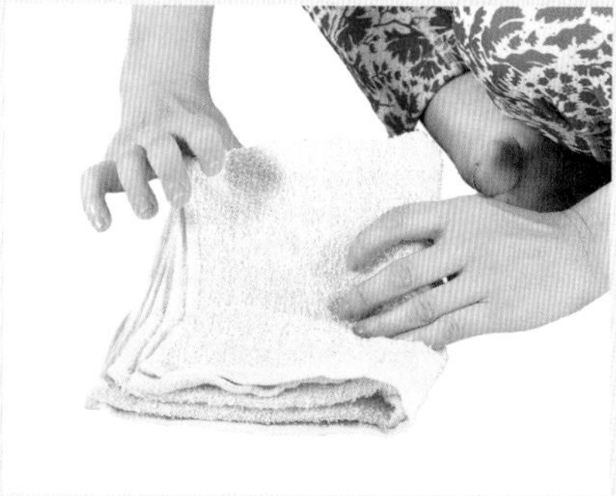

STEP
1

タオルを畳む

前ページと同様、タオルを小さく畳んで厚みを出す（3.5cmほど）。

ここに効く
鼠径部に当てる
下半身のむくみ
改善にも
ひざも90度、股関節も90度
に曲げる

STEP
2

うつ伏せでタオルを鼠頸部に当てる

うつ伏せになり、片足を外側に出して曲げる。曲げた足（写真右足）の鼠径部（股関節）にタオルを当て、30秒間ゆっくり呼吸をする。反対の足も同様に行う。

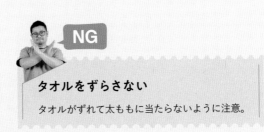

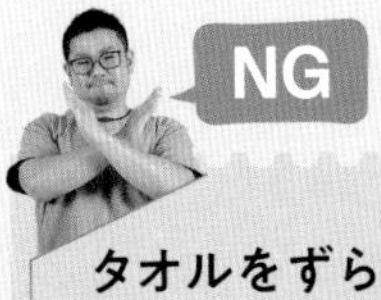
NG

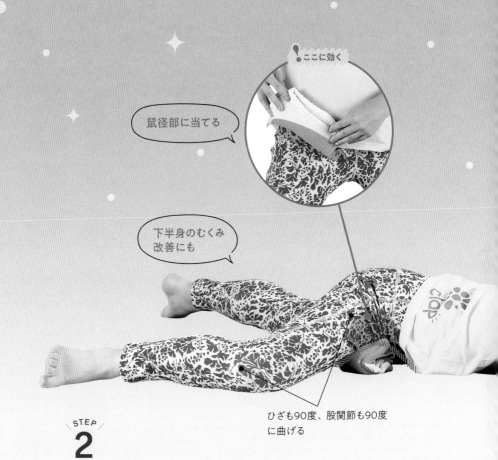

タオルをずらさない

タオルがずれて太ももに当たらないように注意。

寝る前に実践！ Relax 03

腰とお尻に当ててゆったり

畳んだタオルを腰とお尻に当て、全身の血流を促してリラックス。

回数

30秒

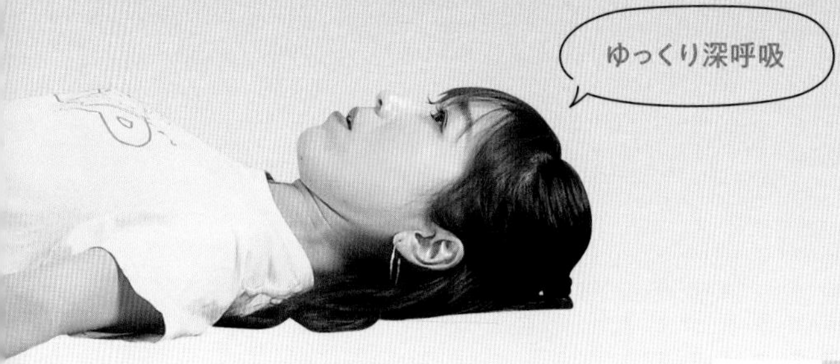

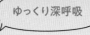

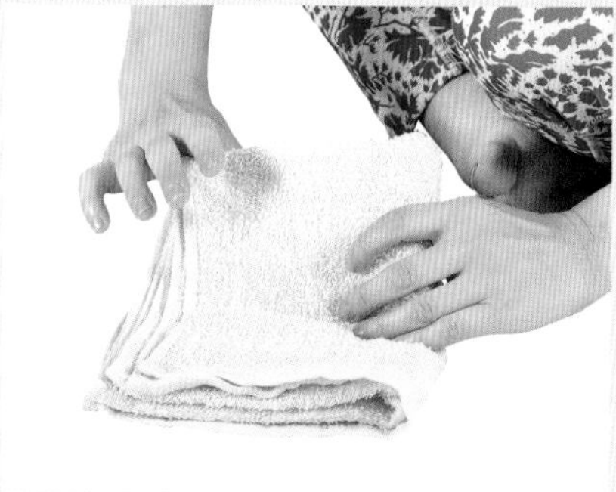

STEP

1

タオルを畳む

前ページと同様、タオルを小さく畳んで厚みを出す（3.5cmほど）。

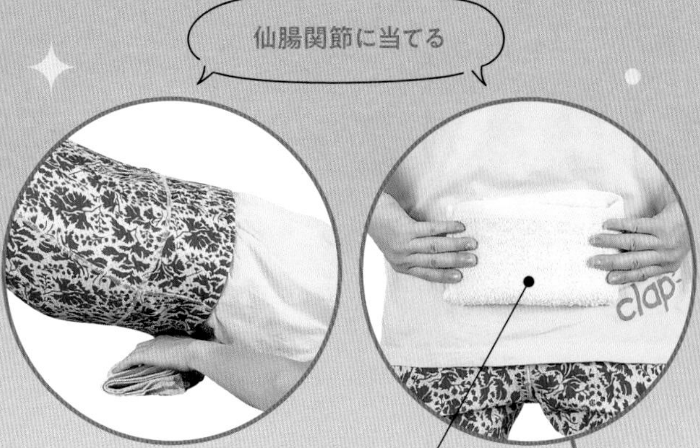
仙腸関節に当てる

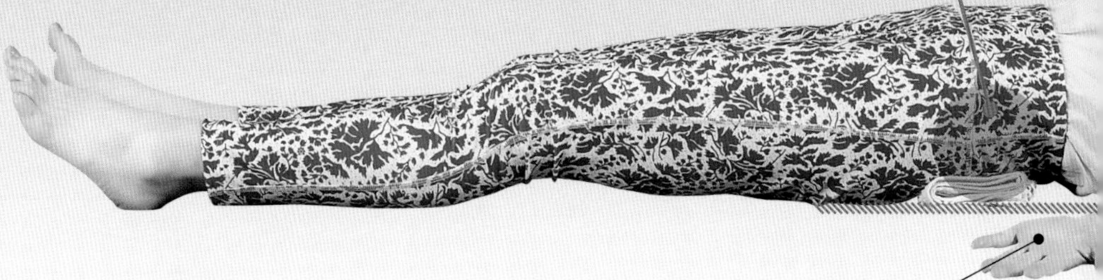
腰のやや下に当たって
いればOK
手のひらは上向き

STEP
2

仰向けでタオルを腰関節に当てる

仰向けになり、腰とお尻の境目（仙腸関節）にタオルを当て、30秒間ゆっくり呼吸をする。血液が滞りやすい仙骨の神経叢を刺激し、血流を良くする。

神経の束がある仙骨を刺激する

仙骨には神経叢と呼ばれる神経の束がある。そこをタオルで刺激し活性化することによって、体全体の血流が良くなり、自律神経の乱れや寝付きの悪さの改善などが期待できる。

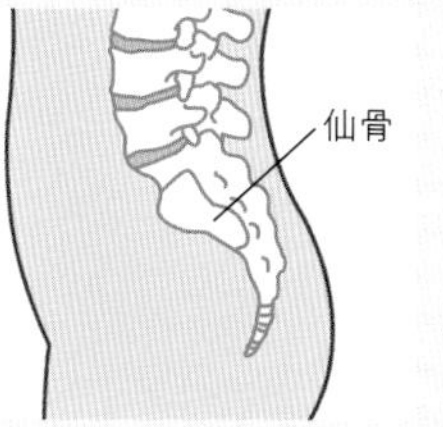
仙骨

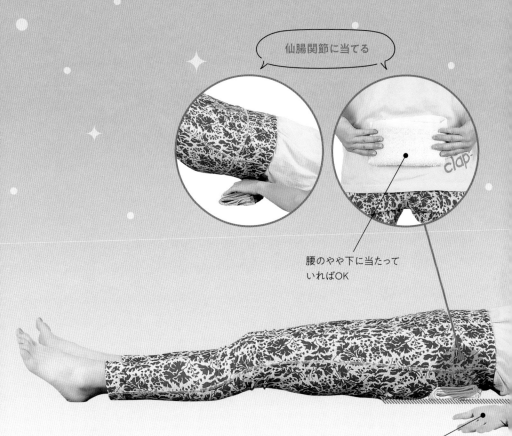

Column 1

タオルストレッチを通して症状が改善した患者さんの声

高齢な方へ特にお勧めしたい「基本動作プラス1種目」

私の整骨院に来られる方は、第一線で活躍するスポーツ選手もいれば、一般の方やお子さん、高齢の方も多くいらっしゃいます。年齢や性別、体の状態は様々ですが、部位ごとに勧めるタオルストレッチのメニューは、ほとんど変わりません。症状によって、回数や強度(タオルの持ち方)を変えることはありますが、やること自体は同じなのです。

その中でも、高齢の方に特にお勧めしたいのは、各章の冒頭にある基本動作です。高齢になるにつれ、骨は水分量が減ってもろくなり、筋肉も弱くなり量も減ってきます。この基本動作をしっかりと行うだけでも、体の調子が変わってくることがあるので、非常に重要です。

私が患者さんのセルフケアとしてよく勧めるのは、**「基本動作プラス1種目」**です。たとえば、四十肩の方には、肩の基本動作として前後左右4方向に動かした後に、四十肩の痛みを和らげるストレッチ（P32参照）をするよう伝えています。

これを宿題として1週間やってきてもらい、「まだ痛かったら、もう1回来てください」と伝えるようにしています。

患者さんからの声

肩や首の痛み、頭痛に悩んで市販薬を服用していましたが、首の後ろにタオルを巻き、上に伸ばすようなストレッチを続けたことで薬がいらなくなりました。毎日のように通っていた整骨院への通院も減りました。

タオルはどこにでもあるものだから、とっかかりやすく、続けやすいです。体が柔らかくなるのが目に見えて実感できます。腰痛に悩んでいましたが、痛みがほとんどなくなりました。

タオルストレッチによるセルフケアの大切さ

四十肩であれば、2、3日自宅でタオルストレッチを続けると徐々に腕が上がるようになります。さらにそこから1～2週間継続していただくと、ほとんどの方は肩が上がるようになります。

初回に治療した後にタオルストレッチでセルフケアをすることで、リバウンドを起こさずに効果を持続させることができます。

患者さんからは、「驚くほど大丈夫です！」「もうまったく問題なく上がります！」「肩、痛くなくなってびっくりしました！」といった声をよくいただきます。そして、長くても初回から1か月ほどで卒業されていきます。

医療業界は「いかに多く通院してもらうか」に焦点を置きすぎて、根本治療につながっていないことが非常に多いです。

しかし、私は安易に「また明日来てくださいね」とは言いません。治療家として患者さんの健康な生活を本当に考えるのであれば、セルフケアの仕方をしっかり理解して続けてもらう必要があります。そこには今後もこだわりを持って治療を行っていきたいと考えています。

第2章

腰に効く「タオルストレッチ」

ここでは、デスクワークなどで長時間座っていると発生する「腰痛」、急な激痛で歩けなくなる「ぎっくり腰」に効くタオルストレッチを紹介しています。第1章と同じく、腰に効く基本のタオルストレッチを行ってから、各症状に合わせたストレッチを行ってみてください。

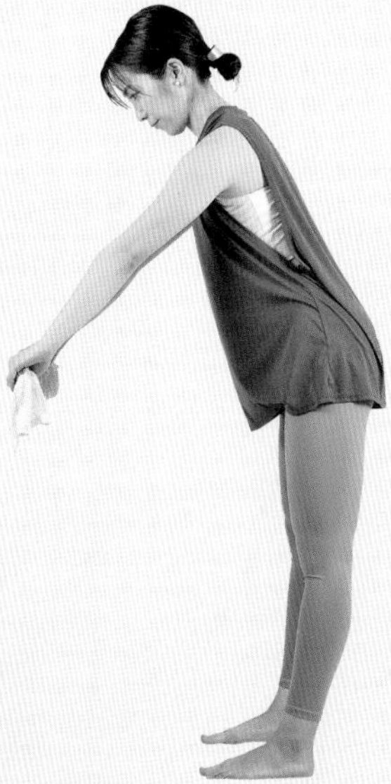

腰で起きやすいケガ・悩みとは？

腰痛、ぎっくり腰、ヘルニア

腰における代表的なケガやお悩みは、「（慢性）腰痛」「ぎっくり腰」「ヘルニア」の大きく3つです。

腰痛

疲労の蓄積により感じる「腰痛」

長時間座っていると痛みが出る、重だるい感じがするなどの症状が「腰痛」と言われるものです。基本的には慢性的に感じるもので、多くは疲労の蓄積に対してストレッチが足りていないことが原因です。体が硬く、血流が悪くなりやすい方に多い症状です。

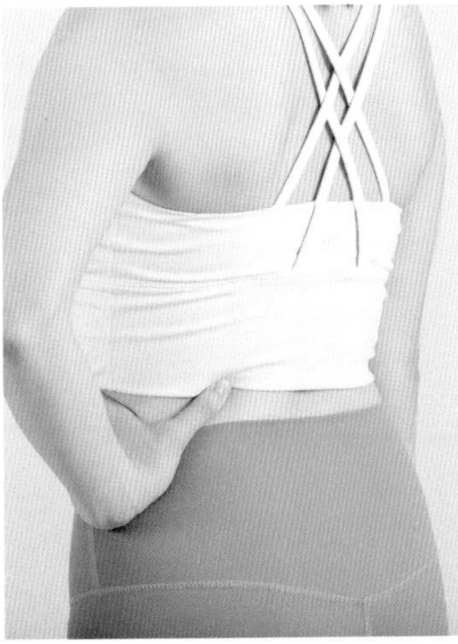

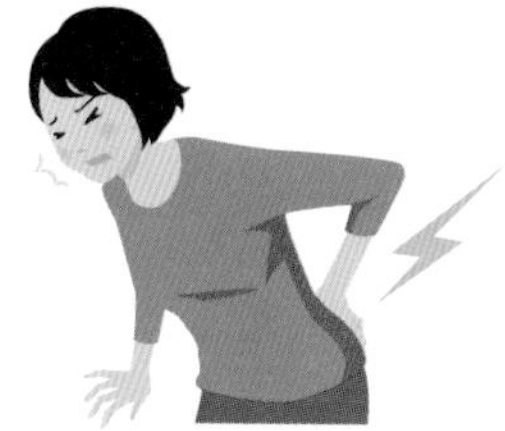

ぎっくり腰

30代〜40代にも多い「ぎっくり腰」

急に腰に激痛が走って立てない、歩けないというのが「ぎっくり腰」です。慢性腰痛の疲労の蓄積に、振り向く、くしゃみをする、物を拾うなどの急な動きが重なったときに、疲労の量が閾値《しきいち》を超えて、一時的に急激な痛みを発症することがあります。実はぎっくり腰の患者さんは、高齢者よりも30代や40代が多いのが特徴です。

ヘルニア

医療行為が必要になることの多い「ヘルニア」

四六時中ないしほぼ毎日、足の鈍痛やしびれがあるのが「ヘルニア」です。筋肉の痛みよりも、神経圧迫の症状があれば、ほぼヘルニアで間違いありません。スポーツや農作業などで、長い間腰を酷使する動きをする人に出やすい症状です。

ヘルニアは手術等の医療行為が必要になるため、本書では、「腰痛」と「ぎっくり腰」に対するアプローチを紹介します。実際にぎっくり腰で来院された方に本書のストレッチをしてもらうと、体に力が入りやすくなり、帰るころにはゆっくりと歩けるようになります。自宅でも1週間ほど続けてもらえれば、痛みはなくなることが多いです。

01 「腰」の基本ストレッチ

前と左右に ゆっくり倒す

肩と同じように、腰をゆっくりほぐす。準備運動としても活用可能。

回数
各10秒

タオル強度調整OK

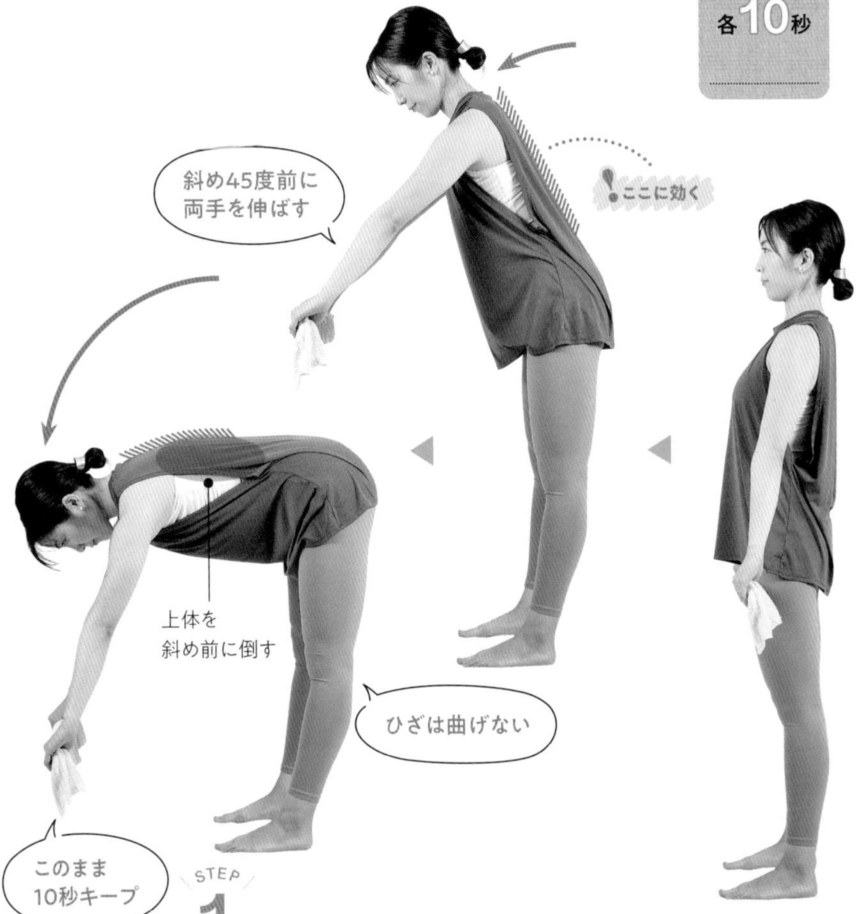

斜め45度前に
両手を伸ばす
ここに効く
上体を
斜め前に倒す
ひざは曲げない
このまま
10秒キープ

STEP 1

タオルを両手で持って立ち、上体を前に倒す

足を肩幅に広げ、タオルを両手に持って自然に立つ。斜め45度前に両手を伸ばすようにして上体をゆっくりと倒す。倒し切ってから10秒キープ。

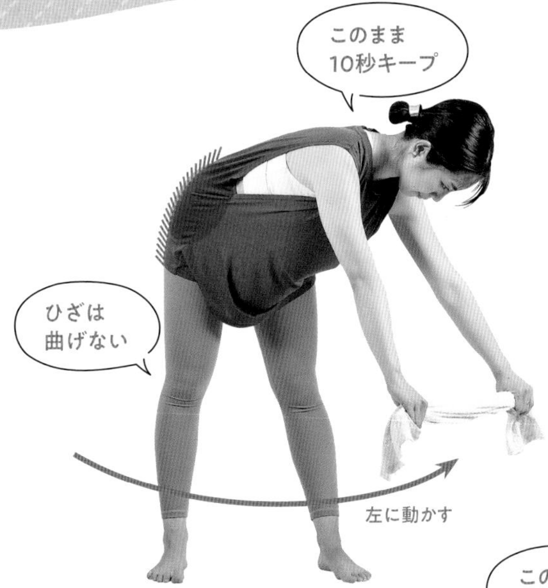
このまま
10秒キープ
ひざは
曲げない
左に動かす

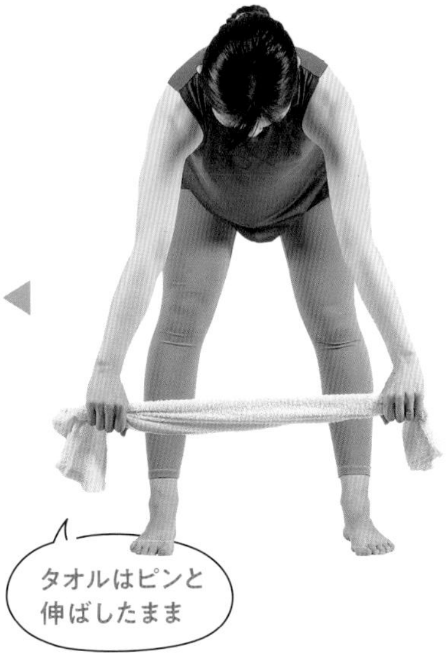
タオルはピンと
伸ばしたまま

STEP

2

同様に左右にそれぞれ倒す

上体を前に倒した状態から、ゆっくり左に動かす。同様に、右にも動かす。タオルの真ん中が足の位置になるところがゴール。

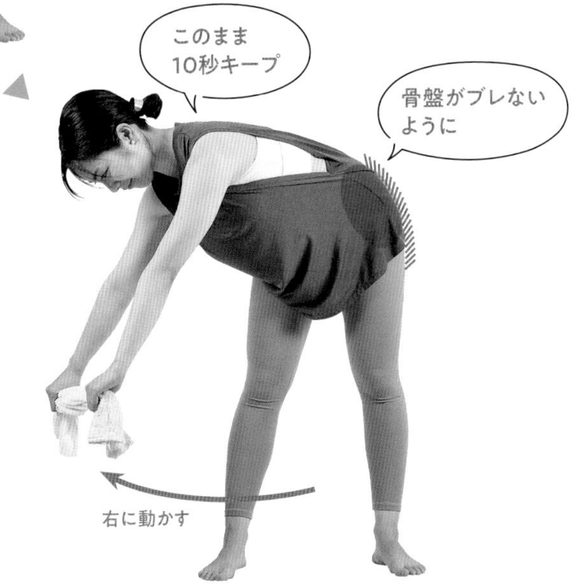
このまま
10秒キープ
骨盤がブレない
ように
右に動かす

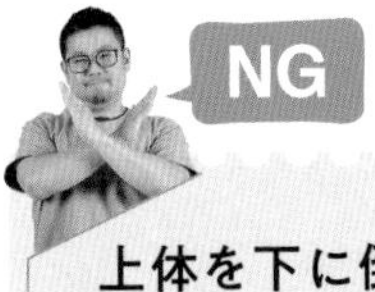
NG

上体を下に倒してしまう

上体を前ではなく下に倒す（前屈の姿勢）と、ももの裏側のストレッチになってしまう。腰が伸びるように斜め前を意識。

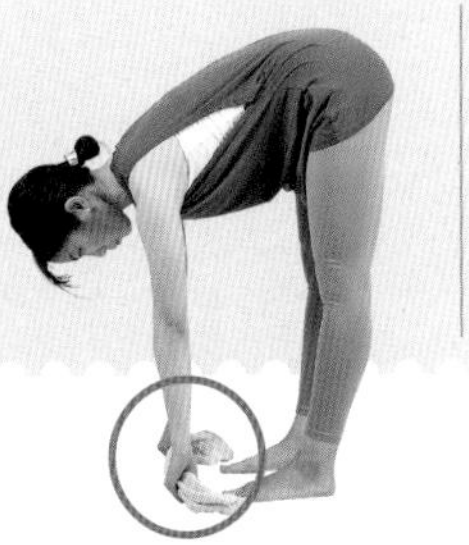

02 腰痛に効く！①

呼吸と一緒に脱力する

イスに座ってできる簡単なストレッチと呼吸で腰痛予防。

回数
10秒×5回

タオル強度調整OK

症状

腰の痛みや重だるさを感じている。少し動くたびに痛みを感じる。

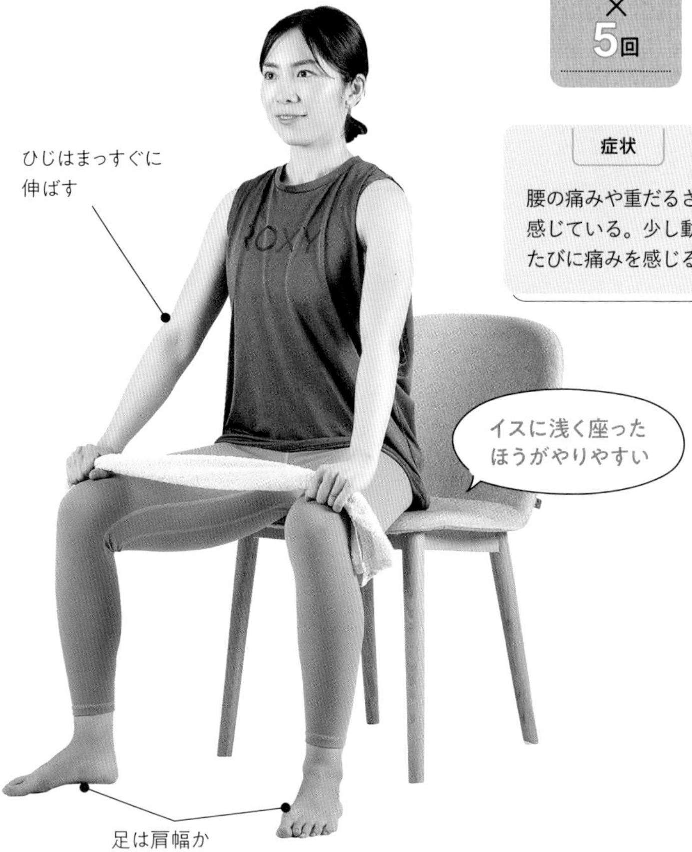
ひじはまっすぐに
伸ばす
イスに浅く座った
ほうがやりやすい
足は肩幅か
それよりやや広め

STEP 1

イスに座り、両手でタオルを持つ

イスに浅く座り、両手でタオルを持って前に伸ばす。足は肩幅か肩幅より少し広めに開く。

STEP
2

息を吐きながら上体を前に倒す

背中を丸め、息を吐きながら10秒かけてゆっくりと上体を前に倒す。楽に感じるところまで（ひざ下20cmくらいまで）下ろしていきながら脱力していく。息を吐ききったら、息を吸いながら元の位置に戻る。

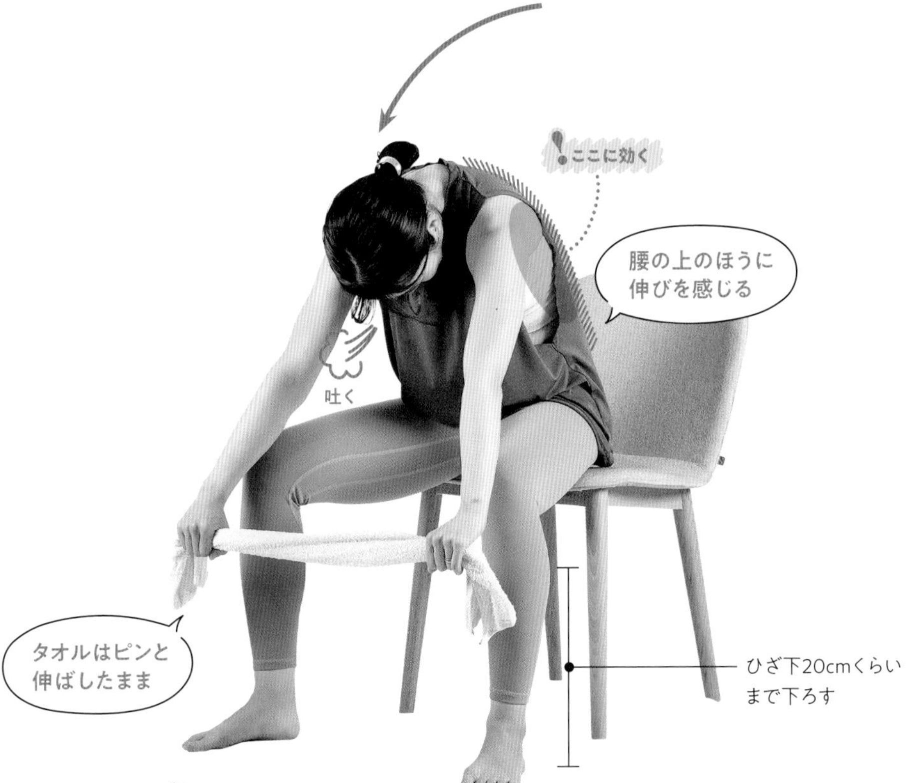
ここに効く
腰の上のほうに
伸びを感じる
吐く
タオルはピンと
伸ばしたまま
ひざ下20cmくらい
まで下ろす

NG

上体を倒すと腰が浮く

イスから腰が浮くとストレッチ効果がなくなってしまうので、浮かないように注意。

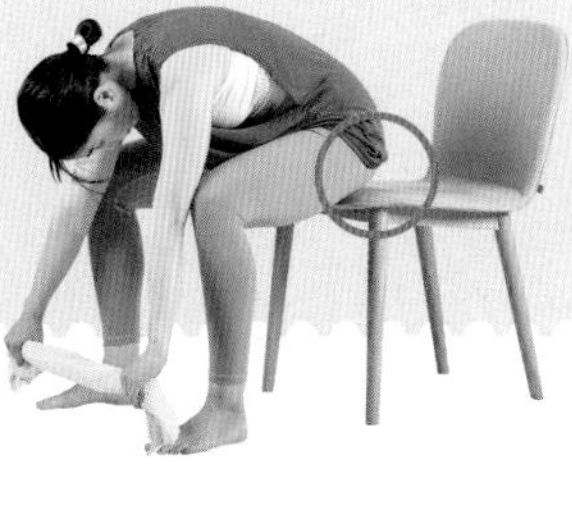

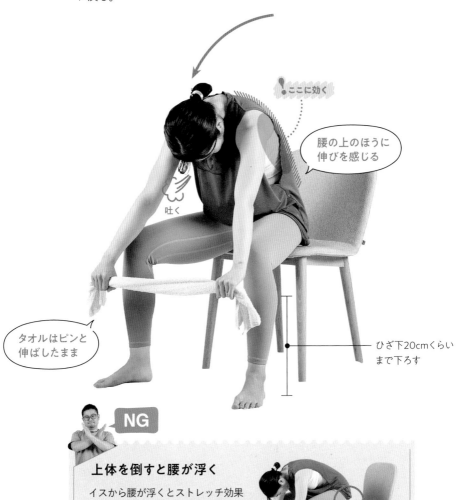

03　腰痛に効く！②

体を反って骨盤をゆるめる

呼吸をしながら骨盤の可動域を広げ、腰痛を予防する。

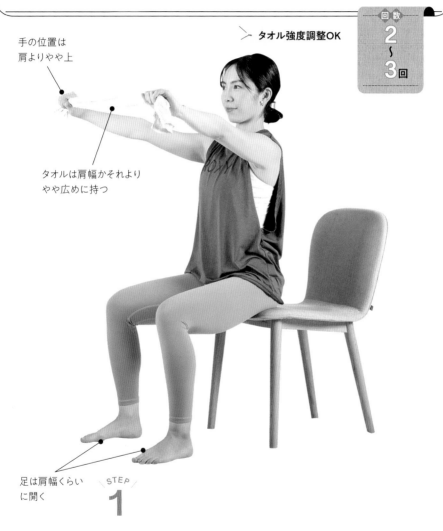

回数 2～3回

タオル強度調整OK

手の位置は肩よりやや上

タオルは肩幅かそれよりやや広めに持つ

足は肩幅くらいに開く

STEP 1

イスに座り、両手でタオルを持つ

イスに浅く座り、タオルを肩幅またはやや広めに持って胸を張る。

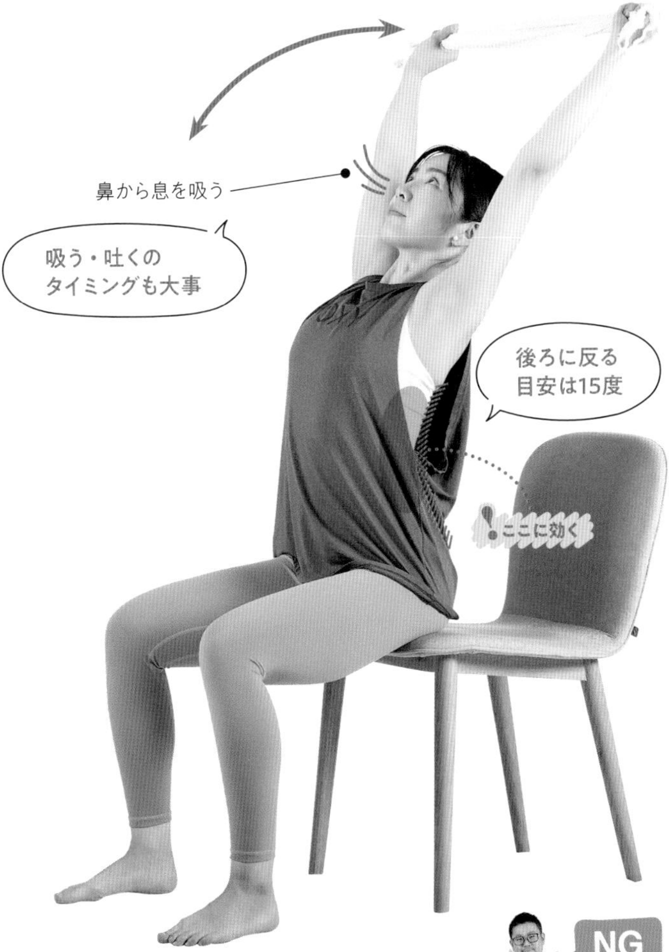
鼻から息を吸う
吸う・吐くの
タイミングも大事
後ろに反る
目安は15度
ここに効く

STEP
2

息を吸いながらタオルを後ろに伸ばす

鼻から息を吸いながら両手とタオルを頭の後ろに伸ばす。吸いきったら、息を吐きながら元の位置に戻す。

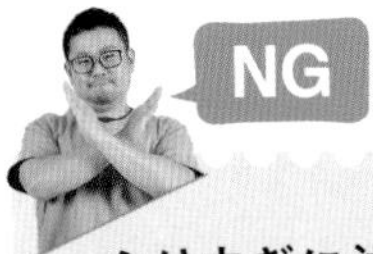
NG

やりすぎに注意

回数は２～３回程度。やりすぎると腰を痛めてしまうので注意する。

04 腰痛に効く！③

側面から腰をほぐす

座った状態で体の側面を伸ばすことで腰をストレッチする。

回数
10秒
×
左右

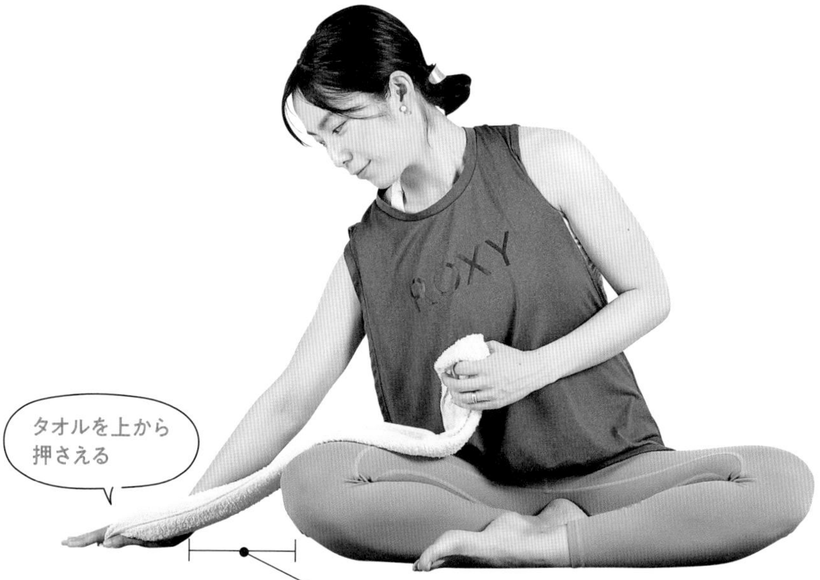

STEP 1

タオルの端を床につけ、右手でタオルを押さえる

床にあぐらの状態で座る。タオルの両端を持ち、右端を右ひざから手1つ分くらい離れた床につけて右手でタオルを上から押さえる。

STEP
2

左手を上げながら息を吸う

タオルの左端を左手で持った状態で、体の側面から左手を頭の上に伸ばす。このとき、息を吸いながら10秒キープ。

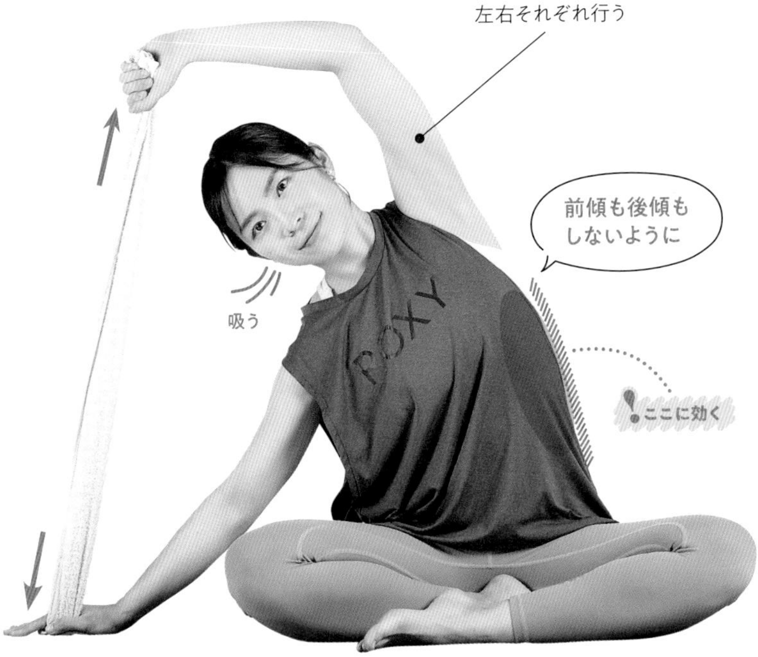
左右それぞれ行う
前傾も後傾も
しないように
吸う
ROXY
ここに効く

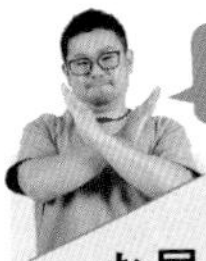

NG

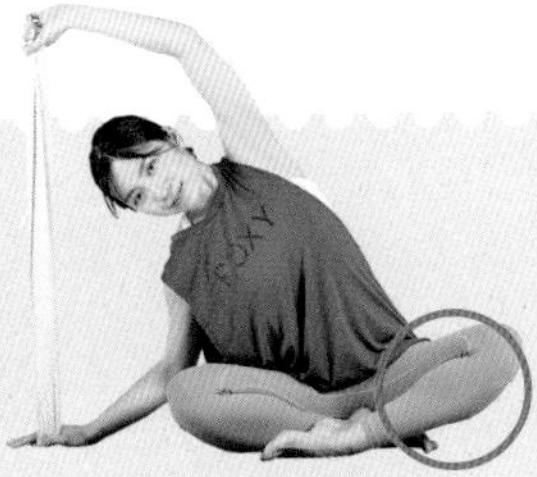
ROXY

お尻が浮く

お尻が浮いて体が後傾すると効果が半減するため、腰の側面が伸びているかを確認しながら動かす。

05　腰のケガ予防①

両ひざを左右に動かす

タオルを腰に当てゆっくり動かすことで、柔軟性を高めケガ予防につなげる。

回数

10往復

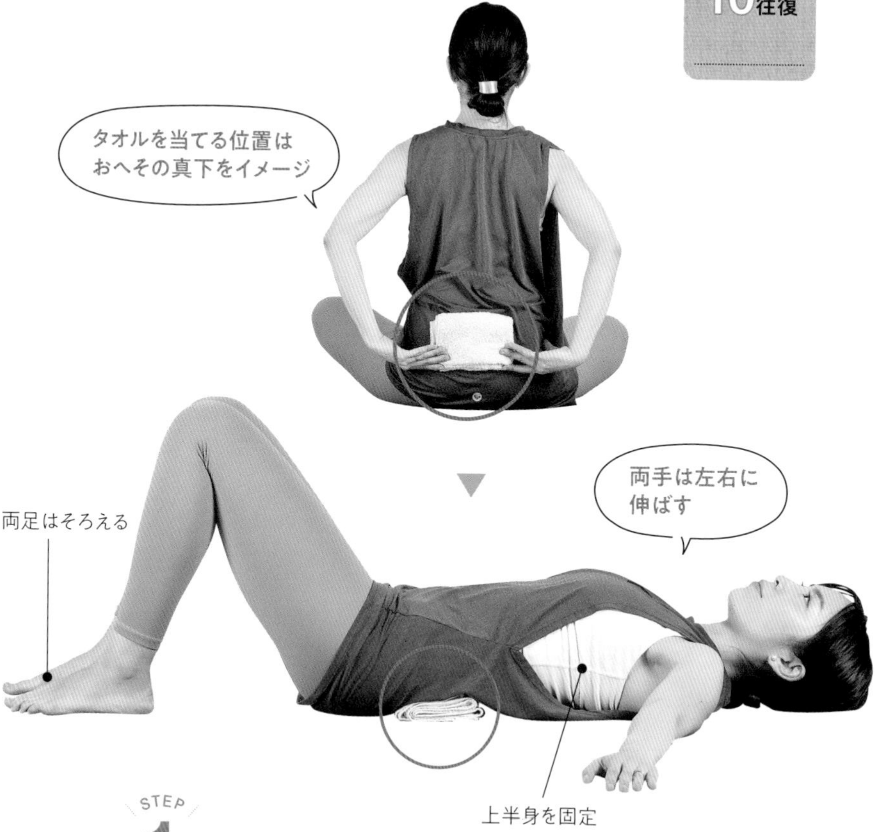

タオルを当てる位置は
おへその真下をイメージ
両手は左右に
伸ばす
両足はそろえる
上半身を固定

STEP
1

畳んだタオルを腰に当て、仰向けで寝る

タオルを小さく折りたたみ、腰の下に敷いて仰向けになる。両手は左右に伸ばして広げてバランスを取る。

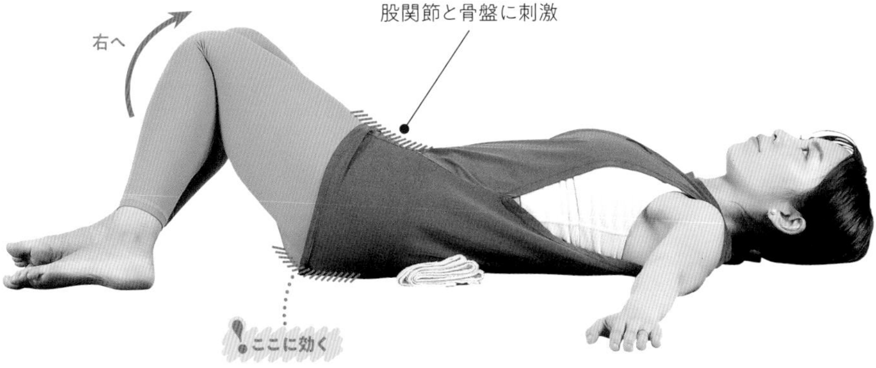
右へ
股関節と骨盤に刺激
ここに効く

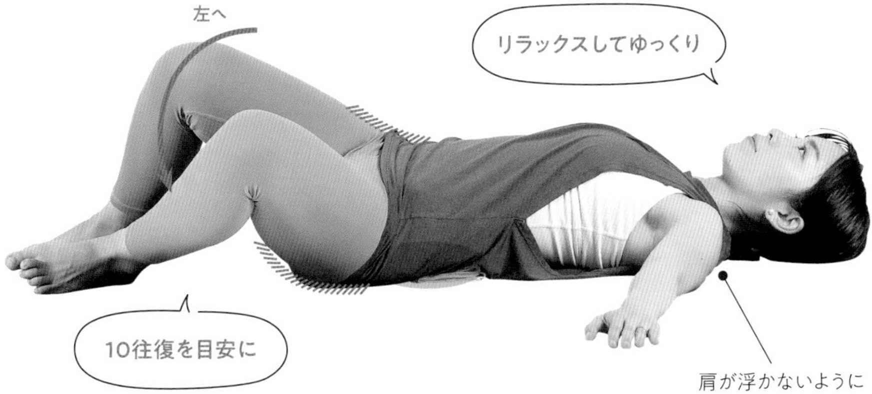
左へ
リラックスしてゆっくり
10往復を目安に
肩が浮かないように

STEP
2

両ひざをそろえて左右に動かす

両ひざをゆっくり左右に動かす。右、左と順番に倒し、10往復が目安。両ひざは無理のない範囲で、そろえて動かす。

06 腰のケガ予防②

結び目を利用して お尻をほぐす

タオルの結び目でお尻に圧をかけて大殿筋をゆるめる。

回数
10往復
×
左右

タオルを2回結ぶ

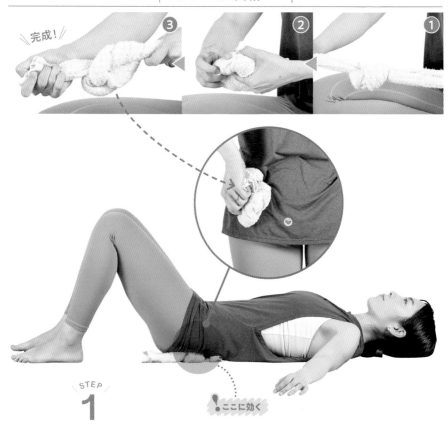

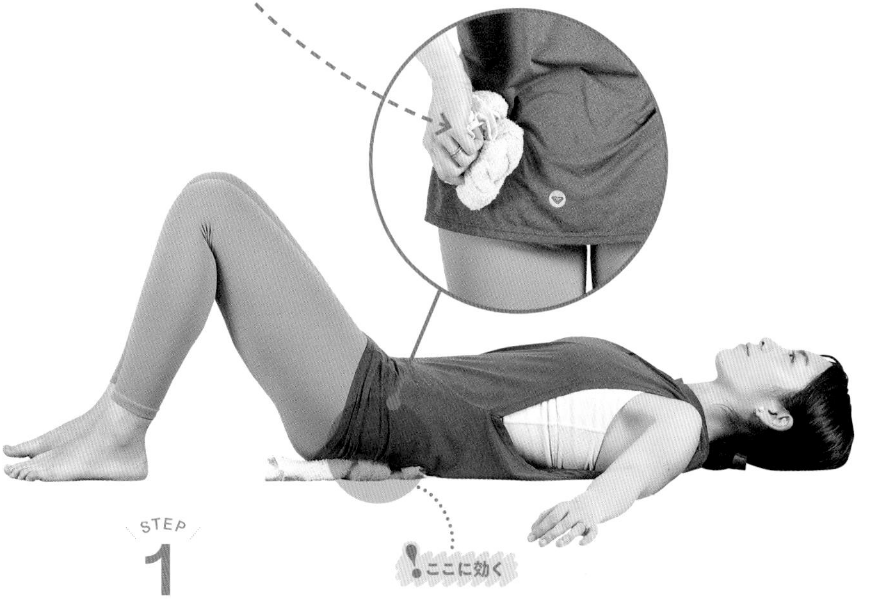

STEP 1

2回結んだ球状のタオルをお尻の下に敷く

タオルを２回結んで球状にし、お尻（写真の位置）に当てて、タオルをつぶすように仰向きに寝る。ひざは立てておく。

STEP
2

横向きに寝てゴロゴロと動かす

横向き、上向きと体をゴロゴロ動かしながら往復し、お尻の筋肉をゆるめる。結び目の圧迫が外れないようにゆっくりと行う。お尻の筋肉の硬さは腰痛につながるので、しっかりとほぐすことが重要。

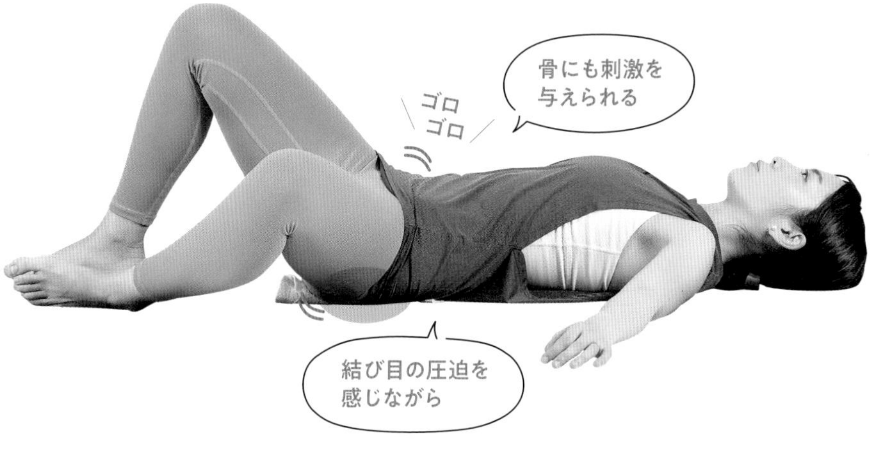
骨にも刺激を
与えられる
ゴロ
ゴロ
結び目の圧迫を
感じながら

３つの筋肉をタオルの結び目で刺激する

お尻の筋肉は大臀筋、中臀筋、小臀筋、３つの筋肉から構成されており、体の筋肉の大きな割合を占めている。結び目をつくることで外側の大殿筋だけでなく、その中にある中臀筋、小臀筋にも刺激を与え、お尻の筋肉全体をゆるめることができる。

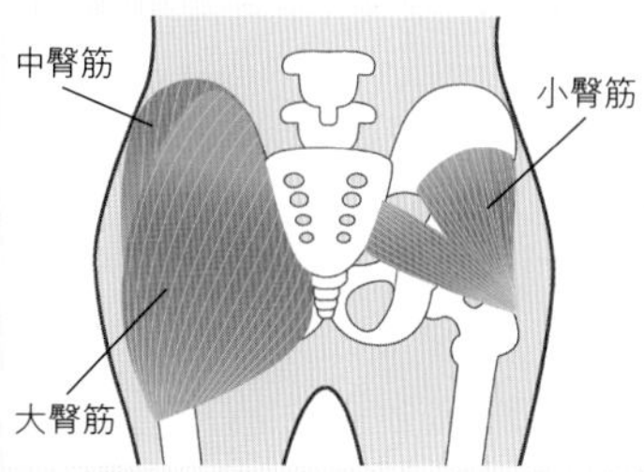

07 ぎっくり腰にも有効①

腰を浮かせてお腹に力を入れる

腹圧を利用しながら腰を浮かせることで、体幹の安定性を高める。

回数
5秒×5回

症状

腰を痛めて立つこともできない。お腹に力が入らない（腹圧が弱まる）ため、抜ける感じがしたり、立てなくなってしまうほど重症。

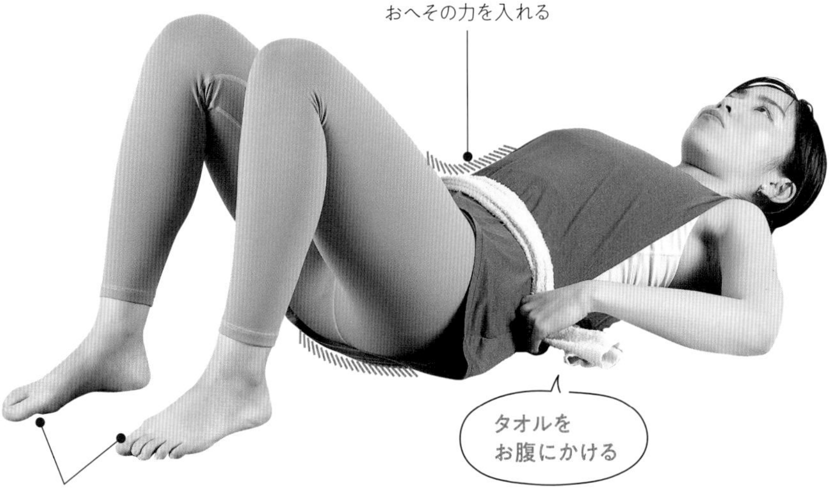

おへその力を入れる
タオルをお腹にかける
足を閉じるとやりにくいので、肩幅ほど開く

STEP 1

タオルをお腹にかけて少し引っ張る

仰向けに寝て、ひざを立て肩幅ほど開く。タオルをお腹にかけて両端からやや内側を持ち、少し引っ張って圧をかける。

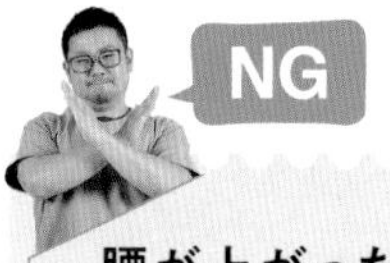
NG

腰が上がったり、落ちたりする

ひざから肩の一直線のラインに対して、腰が上がったり、下に落ちたりしないこと。そうなるとお腹に力が入らなくなる。

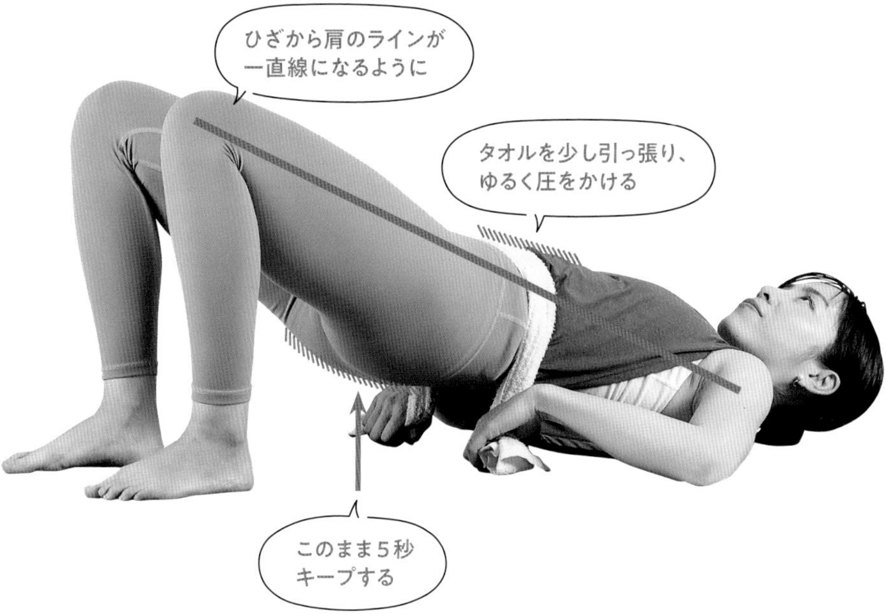
ひざから肩のラインが
一直線になるように
タオルを少し引っ張り、
ゆるく圧をかける
このまま5秒
キープする

STEP
2

腰を浮かせて腹圧をかけ5秒キープ

腰を浮かせ、お腹に力を入れて5秒キープ。その後、脱力する。お尻とお腹を同時に刺激することで、体幹部の安定性が高まる。

08 ぎっくり腰にも有効②

呼吸と腹圧を利用してほぐす

ひどい腰痛を抱えている人でもできる、呼吸と腹圧を利用したストレッチ。

回数
5秒×5回

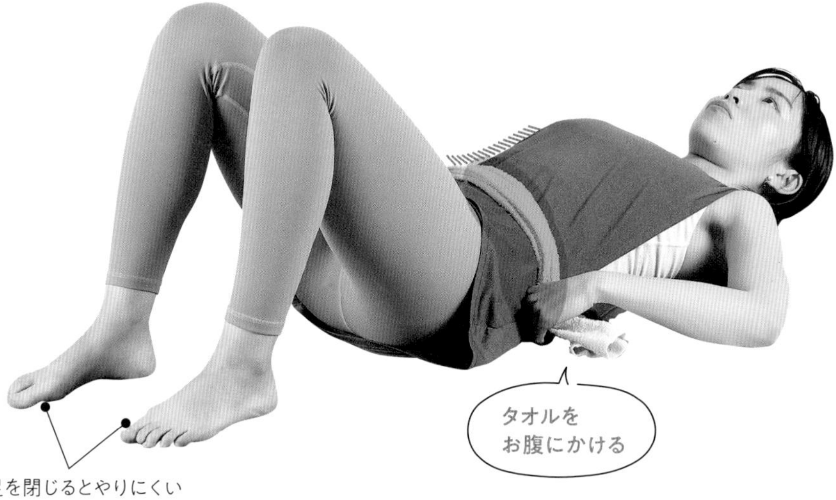
タオルを
お腹にかける
足を閉じるとやりにくい
ので、肩幅ほど開く

STEP
1

タオルをお腹にかけて少し引っ張る

仰向けに寝て、ひざを立て肩幅ほど開く。タオルをお腹にかけて両端からやや内側を持ち、少し引っ張って圧をかける。

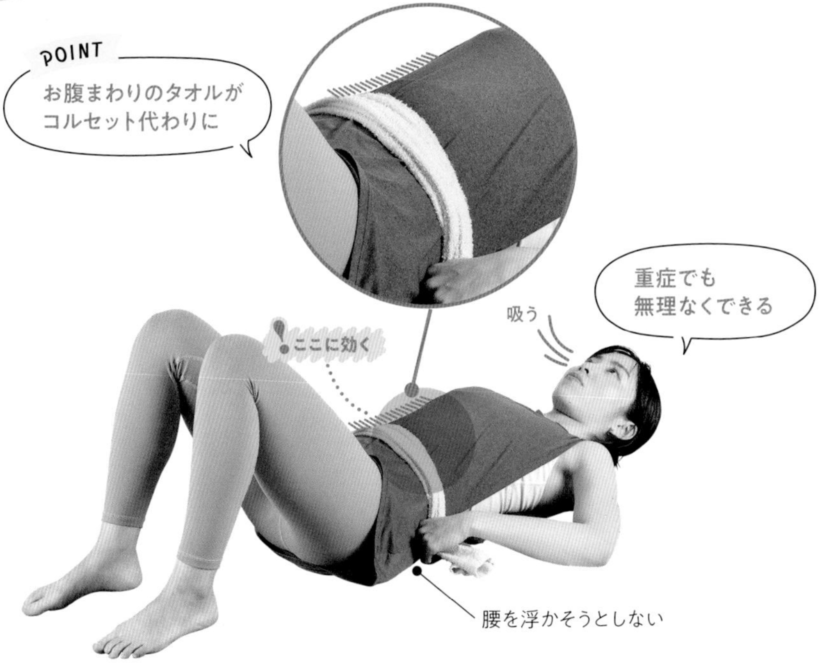
POINT
お腹まわりのタオルが
コルセット代わりに
重症でも
無理なくできる
吸う
ここに効く
腰を浮かそうとしない

STEP
2

お腹を膨らませて 5秒キープ

腹式呼吸で息を吸うと同時にお腹を膨らませ、タオルを下方向に引っ張った状態で5秒キープし、息を吐くと同時に脱力する。

5秒キープ
POINT
意識してお腹を力むと
腰が緩む効果がある
吐く
脱力

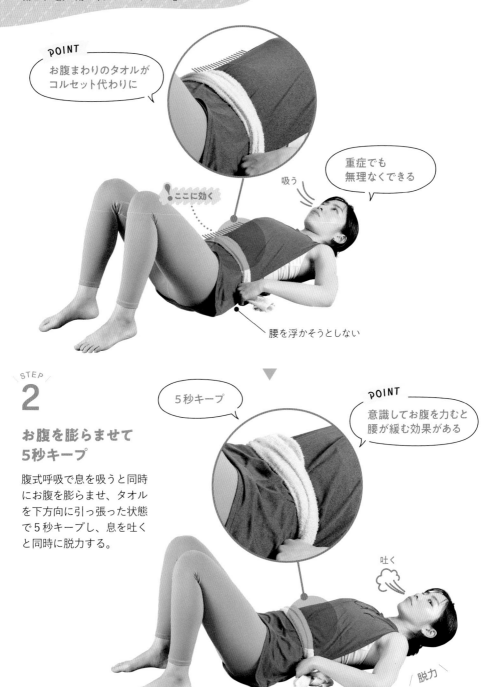

寝る前に実践！ Relax 04

両手をグッと伸ばし、脱力

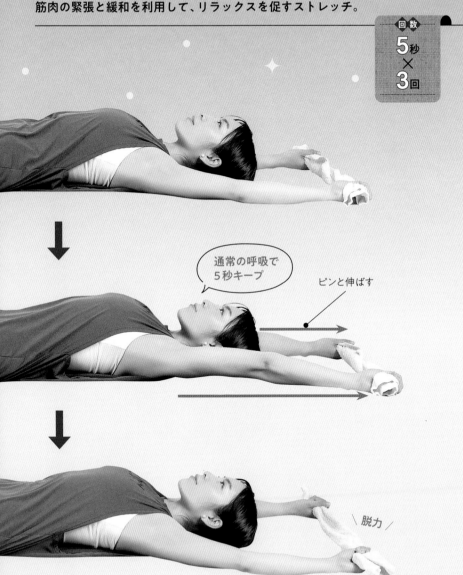

筋肉の緊張と緩和を利用して、リラックスを促すストレッチ。

回数
5秒
×
3回

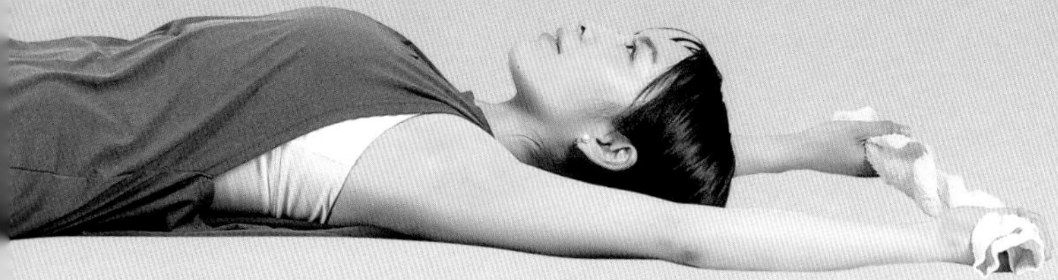

STEP
1

仰向けでタオルの端を持つ

仰向けに寝て、両手でタオルの両端を持ってバンザイの姿勢をとる。

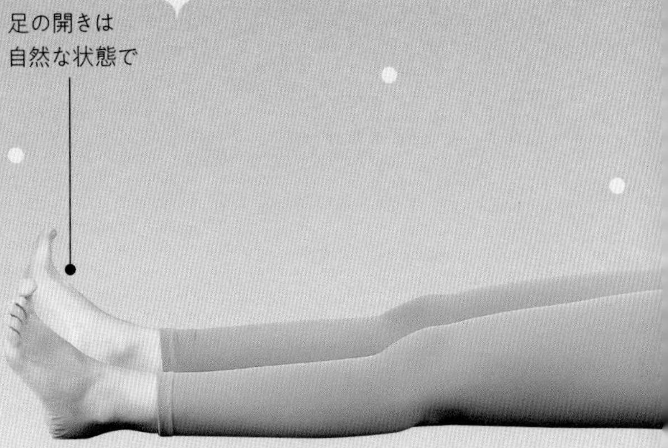

STEP
2

頭の上側に両手を伸ばす

バンザイの姿勢で両手をグッと頭の上側に伸ばし、背伸びするイメージで５秒キープ。

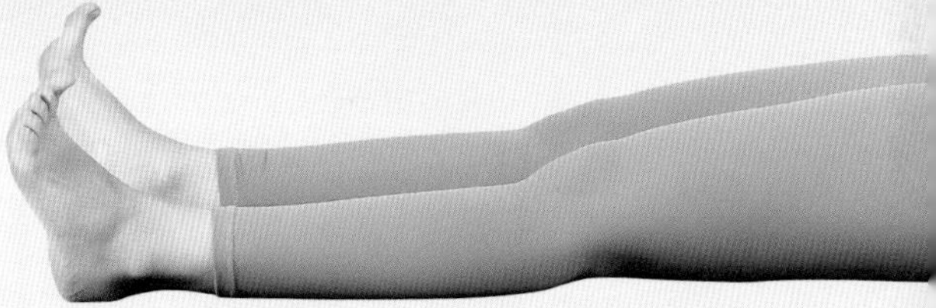

STEP
3

一気に全身を脱力する

５秒キープしたら、一気に全身を脱力する。これを３回繰り返す。

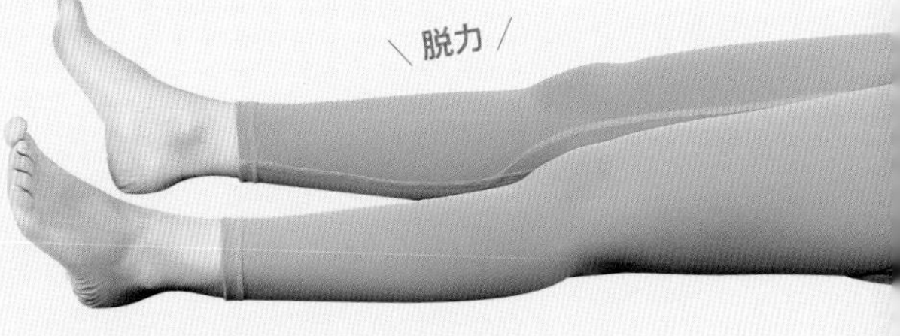

タオルを利用して首を伸ばす

首を回すときにタオルの力を利用してほぐすとリラックスできる。

回数 3〜5回

首にタオルのレールをつくるイメージ
腕の開きは45度
足は肩幅ほどに開く

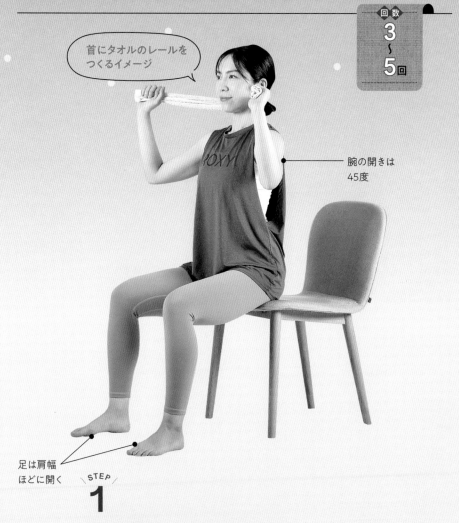

STEP 1

首の後ろ側にタオルをかけて持つ

イスに浅めに座り、首の後ろ側にタオルをかけてその両端を持つ。両腕は45度くらいに開く。

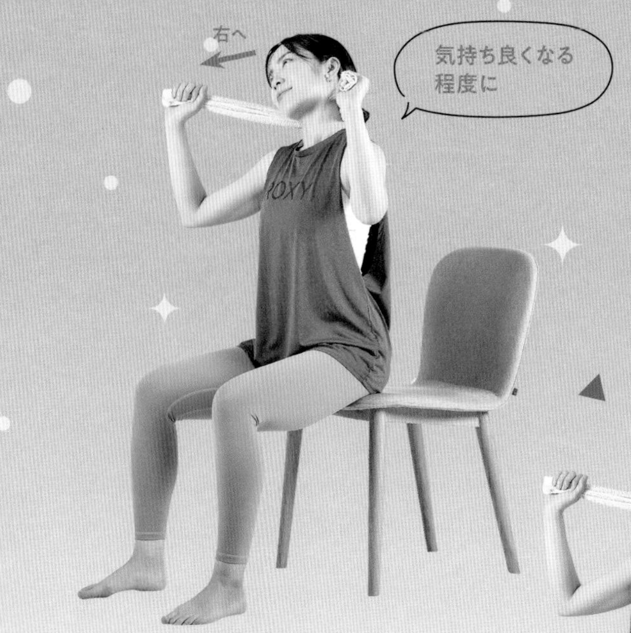
右へ
気持ち良くなる
程度に

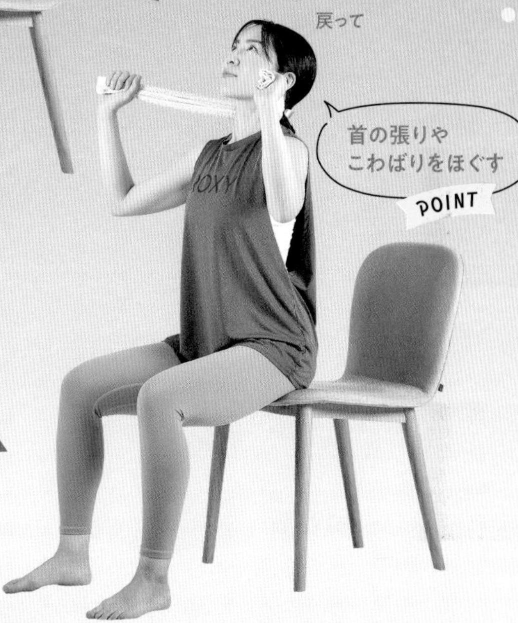
戻って
首の張りや
こわばりをほぐす
POINT

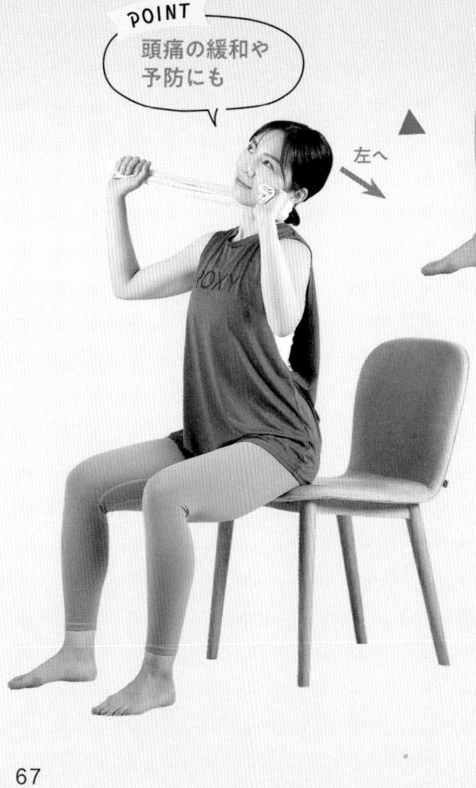

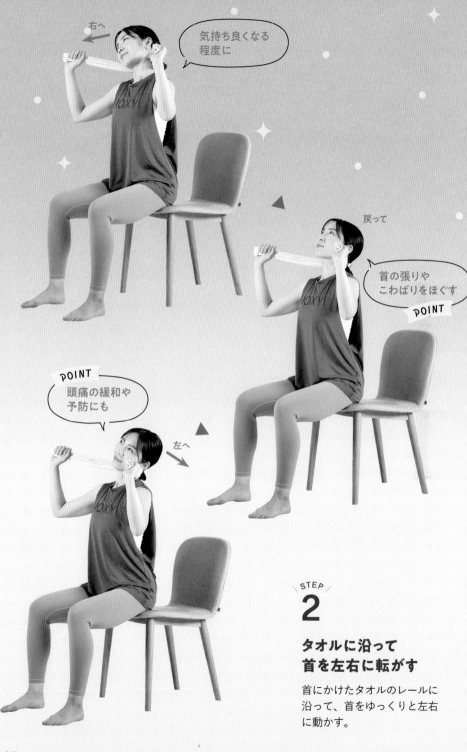

STEP
2

タオルに沿って首を左右に転がす

首にかけたタオルのレールに沿って、首をゆっくりと左右に動かす。

寝る前に実践！ Relax 06

足の重さをタオルで利用

足の重さとタオルの張りを拮抗させることで緊張をほぐす。

回数
10秒
×
3回

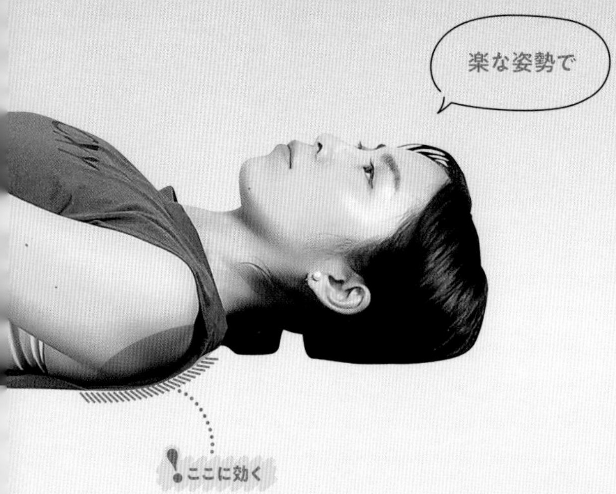

STEP
1

仰向けで寝て、両ひざにタオルをかける

仰向けで寝て、両ひざを曲げ、ひざのお皿の下10cmくらいのところにタオルをかける。

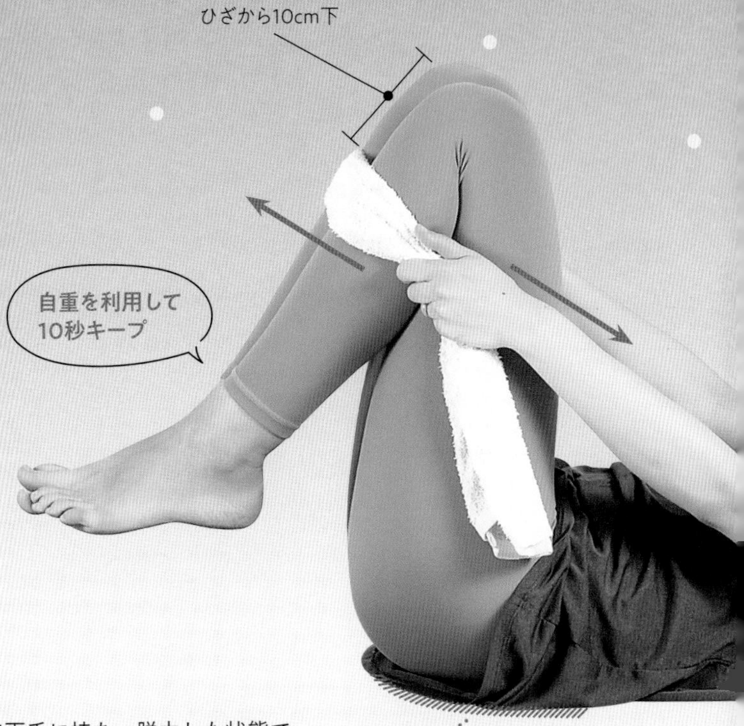
ひざから10cm下
自重を利用して
10秒キープ
ここに効く

STEP
2
脱力してキープ

タオルが伸びる位置で両手に持ち、脱力した状態で10秒キープ。肩・腰がゆったりと伸びるのを感じる。

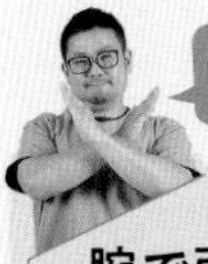

NG

腕で引っ張りすぎ

腕の力で引っ張りすぎると、ほぐすバランスが崩れる。リラックスストレッチなので楽な姿勢（拮抗状態）を意識。

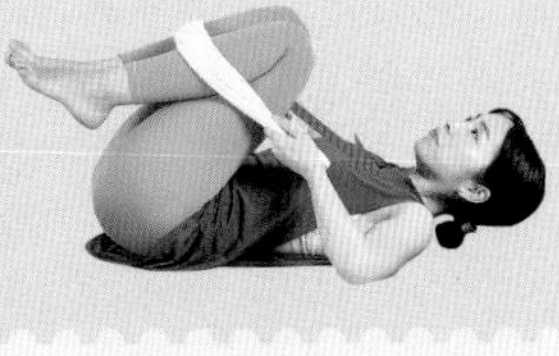

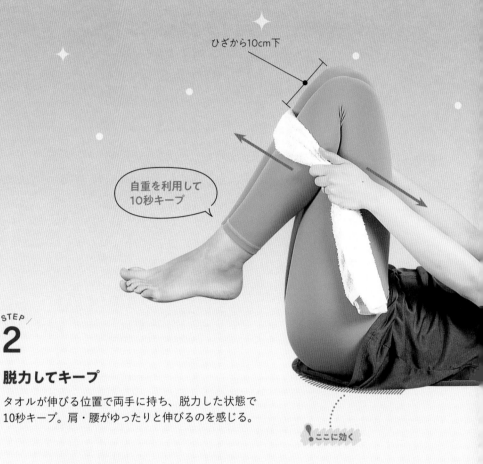

Column 2

一流アスリートも実践する「タオルストレッチ」上級編①

プロ野球・阪神タイガース 近本光司選手

阪神タイガース・近本光司選手との出会い

プロ野球、阪神タイガースで活躍する近本光司選手。私は彼が社会人チームにいた時代に出会って以来、現在までサポートさせてもらっています。

知人から「今年ドラフトにかかりそうな選手がいるのだが、ケガが多くて困っているから見てほしい」と声をかけられたのが、近本選手と出会うきっかけでした。プロ入りする前に体を診させてもらい、話をすることになりました。

すると、近本選手は体のことに非常に興味を持っていて、体や治療に対する考え方も合うことがわかり、そこからプロ入りした後ずっと、月に2～3回のペースでサポートをしています。

ストレッチにしてもトレーニングにしても、かなりマニアックに突き詰めている勉強熱心な近本選手からは、治療の度にいろいろな質問をされます。「この動きのときにここが硬い感じがするんですけど、ここを的確に伸ばすにはどうすればいいですか？」「ここは自分では伸ばせないんですけど、何か伸ばす方法はないですか？」など。

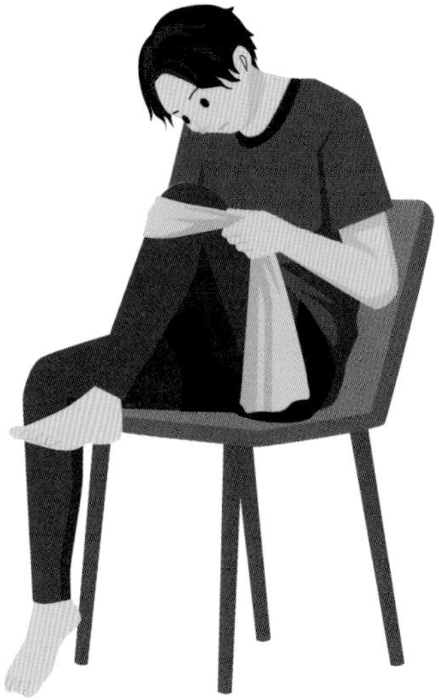

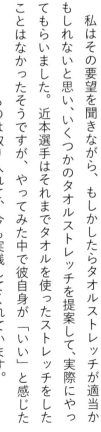

近本選手に提案したタオルストレッチ

私はその要望を聞きながら、もしかしたらタオルストレッチが適当かもしれないと思い、いくつかのタオルストレッチを提案して、実際にやってもらいました。近本選手はそれまでタオルを使ったストレッチをしたことはなかったそうですが、やってみた中で彼自身が「いい」と感じたものは取り入れて、今も実践してくれています。

特に、お尻の筋肉を伸ばすストレッチや、本書でも紹介している「股関節を柔らかくする」ストレッチ（P86～87）は、「伸ばしにくいところが的確に伸びる」と言って、気に入ってくれているようです。

近本選手は、あるタオルストレッチを紹介すると、次会ったときには「先生、これこうやったら、また違うとこ伸びますね」とか「あの伸ばし方よりも、こうタオルを引っ張ってやるのが自分に合っています」などと、教えたことに自分でアレンジを加えてきます。かなりマニアックで、研究熱心だなと感心しました。

第3章

いろいろな部位に効く「タオルストレッチ」

肩や腰以外の体の部位として、首、背中、胸、股関節、足を取り上げます。関連した症状と、それぞれに効くタオルストレッチを紹介します。姿勢が悪かったり、運動不足で体を動かさないままでいると、筋肉が硬くなって、痛みが発症することがほとんどです。

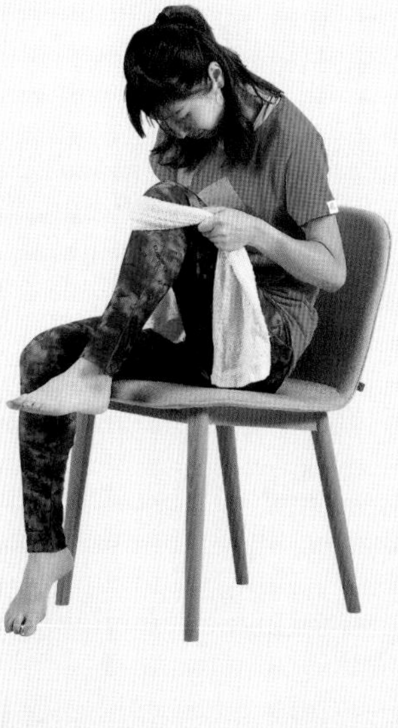

いろいろな部位でのケガ・悩みとは？【首・背中・胸】

首・背中・胸のストレッチ

本章では、肩と腰以外のいろいろな部位のストレッチを紹介します。
近年では、マスクをつける生活で呼吸が浅くなり、首・背中・胸の筋肉が動きにくくなる人が多いため、注意してほしいと思います。

首

姿勢の悪さが原因の「寝違え」

首の代表的なケガで、来院される方が圧倒的に多いのがこの「寝違え」です。寝ているときは同じ姿勢が続き、そのときに力が入っていると首の筋肉が固まってしまいます。その状態から寝返りを打ったり朝起き上がったりしたとき、「ぎっくり首」のような形で一時的に首に痛みを発します。
首のお悩みは、運動不足というよりは姿勢の悪さがほとんどです。首は筋肉量が他の部位より多くないので、血流が良くなったとしても急激な改善はないでしょう。ただ、多少悪い姿勢にも耐えうるためにも、柔軟性を高めることは重要です。

背中

運動不足、デスクワークが原因の「背中の張り」

背中のお悩みとしては、肩甲骨まわりの張りや硬直が代表的です。「首↔背中↔腰」は、2本の筋肉でつながっているため、どこかの部位に不調が出ると、そこにつながる部位にも不調が出やすくなります。背中の張りの主な要因は、運動不足とデスクワークでしょう。

胸

屈曲状態になりやすい胸郭

胸をケガすることはなかなかありません。しかし、人間の体の構造上、まっすぐの状態でいるよりも、丸まっている（屈曲）状態のほうが楽なので、それが姿勢の悪さにつながって他の部位のケガや不調を招きます。特に屈曲状態になりやすいのが、胸郭という部位です。そのため、胸もしっかりとストレッチして、いい姿勢を保っておく必要があります。

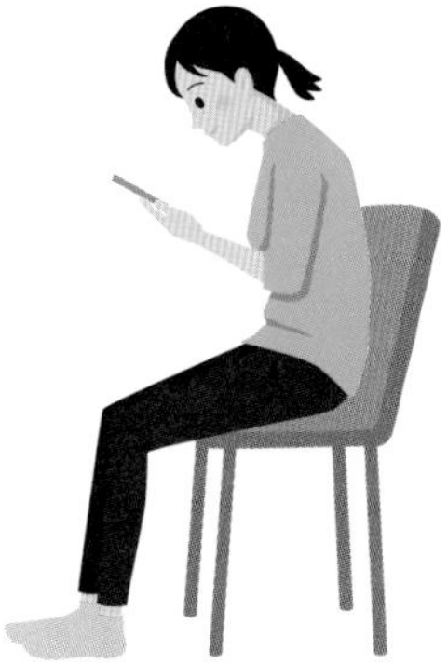

いろいろな部位でのケガ・悩みとは？【股関節・足】

続いて、股関節と足のお悩みについて紹介します。

股関節

筋肉の硬さが原因の「変形性股関節症」

股関節が痛む症状はあまり多くはありませんが、高齢者を中心に変形性股関節症が出ることがあります。股関節の骨と骨の接合部にある軟骨がずれて炎症を起こし、痛みを発症します。原因としては、股関節まわりの筋肉の硬さが圧倒的に多いです。

足

足が攣《つ》りやすい方は、水分よりもストレッチを

スポーツによるねんざや肉離れ等のケガを除くと、足のお悩みで圧倒的に多いのが「攣る」ことです。攣るという現象は「痙攣」ですから、完全に筋肉の硬さが原因にな

ります。筋肉が硬くなったまま寝てしまい、同じ姿勢が続くとさらに筋肉が硬くなってきて、それが限界を超えたときに痙攣を起こすのです。

日中に立ったまま、座ったままなどであまり動きがなかったり、夜寒くなってきたりすると、心臓から送られてくる血液を足から心臓へと戻すふくらはぎのポンプの働きが弱くなり、足に血液が溜まります。

その状態で寝ることによって、さらに筋肉の動きはなくなり、血流は悪くなります。ポンプが働かずに、うっ血状態がしばらく続くと、筋肉に張り巡らされた血管の容量がオーバーし、痙攣を起こすというメカニズムです。お風呂上がりや寝る前に、しっかりとストレッチすればほとんどの場合改善されます。

ちなみに、よくマスメディアなどでは、夜中に足が攣る原因として「水分不足・脱水症状」を挙げていますが、この情報は正しくありません。

足を攣るレベルの水分不足は、真夏にマラソンしている人くらいの運動量や負荷がなければ起こりません。一般の人が日常生活を送っている分にはありえない水準なのです。だから、足を攣りやすい方には、寝る前にコップ一杯の水を飲むことも大切ですが、まずはストレッチをしてもらいたいと思います。

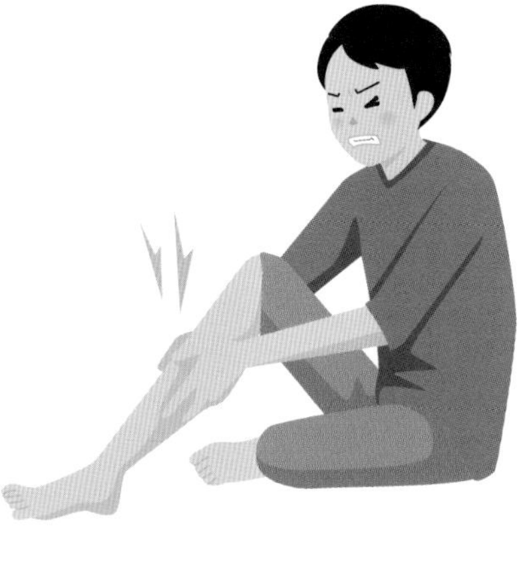

01 「首」のタオルストレッチ

首の硬さをゆっくりほぐす

タオルと手の重さを利用することで無理なく首の緊張をほぐす。

回数

各5秒

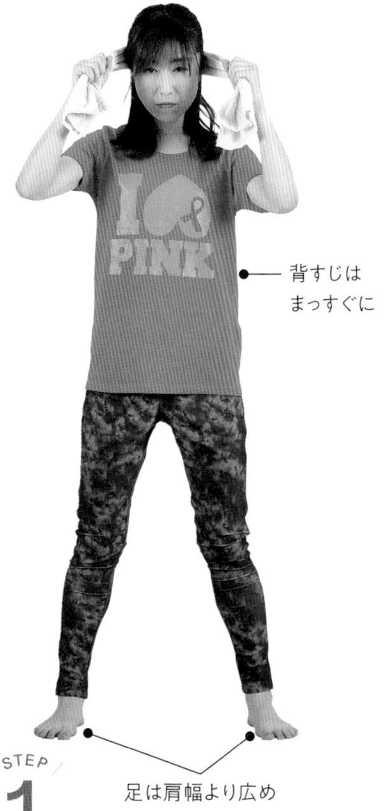
背すじはまっすぐに
足は肩幅より広め

STEP 1

タオルを後頭部に掛ける

タオルを後頭部に掛けて端のほうを持つ。

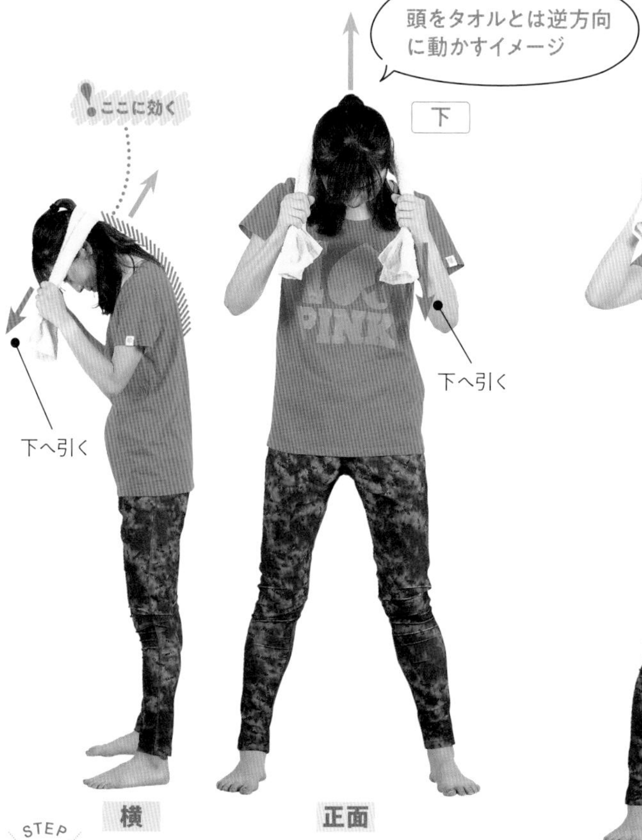
頭をタオルとは逆方向に動かすイメージ
ここに効く
下
下へ引く
下へ引く
横
正面

STEP 2

タオルを下に引っ張り、首は上に向かって力を入れる

下向きにタオルを引っ張りながら、頭を上に動かすイメージで首に力を入れる。背筋は伸ばしたまま。

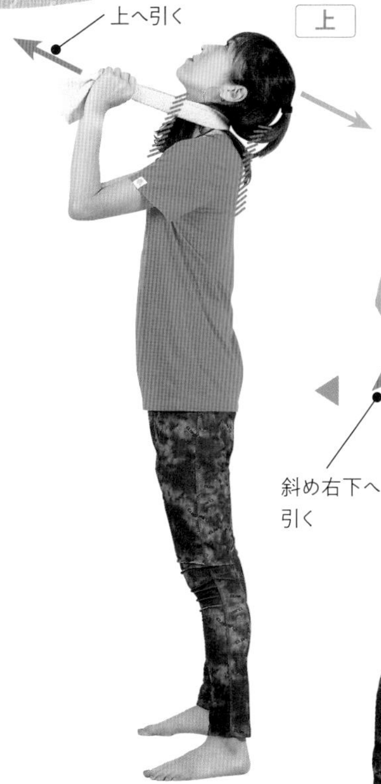
上へ引く
上

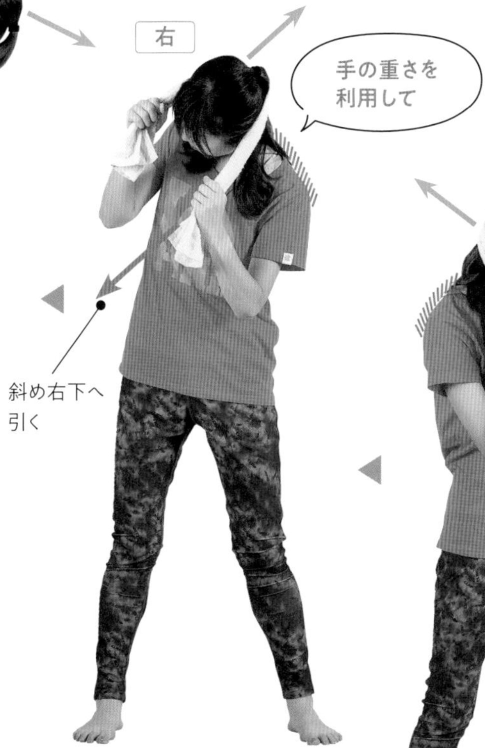
右
手の重さを
利用して
斜め右下へ
引く

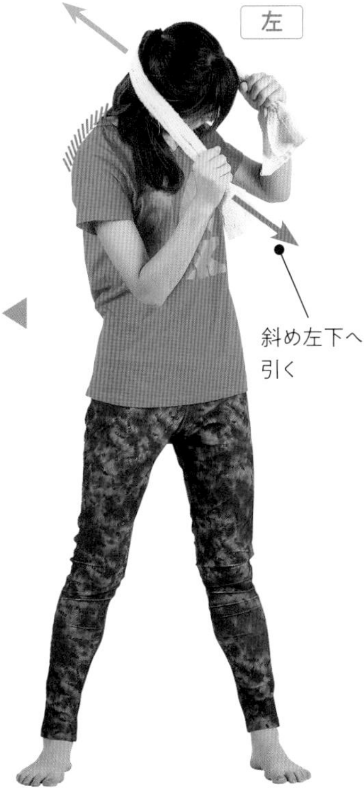
左
斜め左下へ
引く

STEP
3

2と同様に、左、右、上と順に行う

2と同様に、タオルと反対側へ向けて首に力を入れる。たとえば、左下にタオルを引っ張るときは、右上方向に首の力を入れる。また、首を上に動かすときは、タオルの位置は頭ではなく首に移動させる。

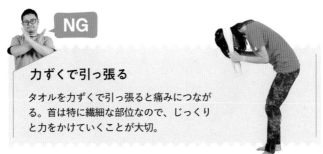

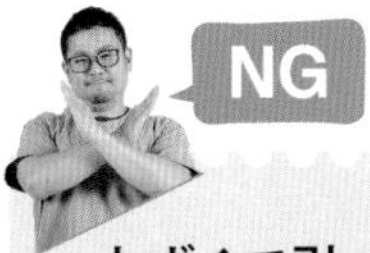
NG

力ずくで引っ張る

タオルを力ずくで引っ張ると痛みにつながる。首は特に繊細な部位なので、じっくりと力をかけていくことが大切。

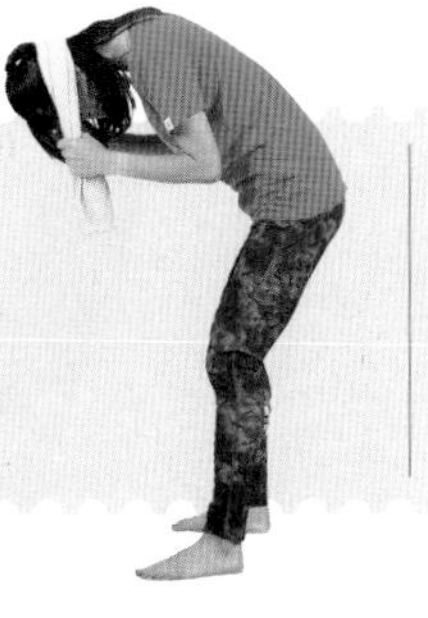

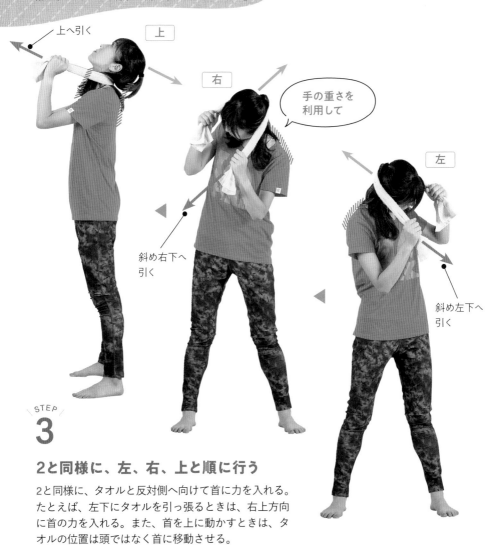

02 「背中」のタオルストレッチ①

腕を曲げて背中をほぐす

肩甲骨に刺激を与えると、周辺の筋肉がほぐれる。

回数 20回

タオル強度調整OK

STEP 1

両手で持ちバンザイ

タオルの端を両手で持ち、バンザイの姿勢をとる。

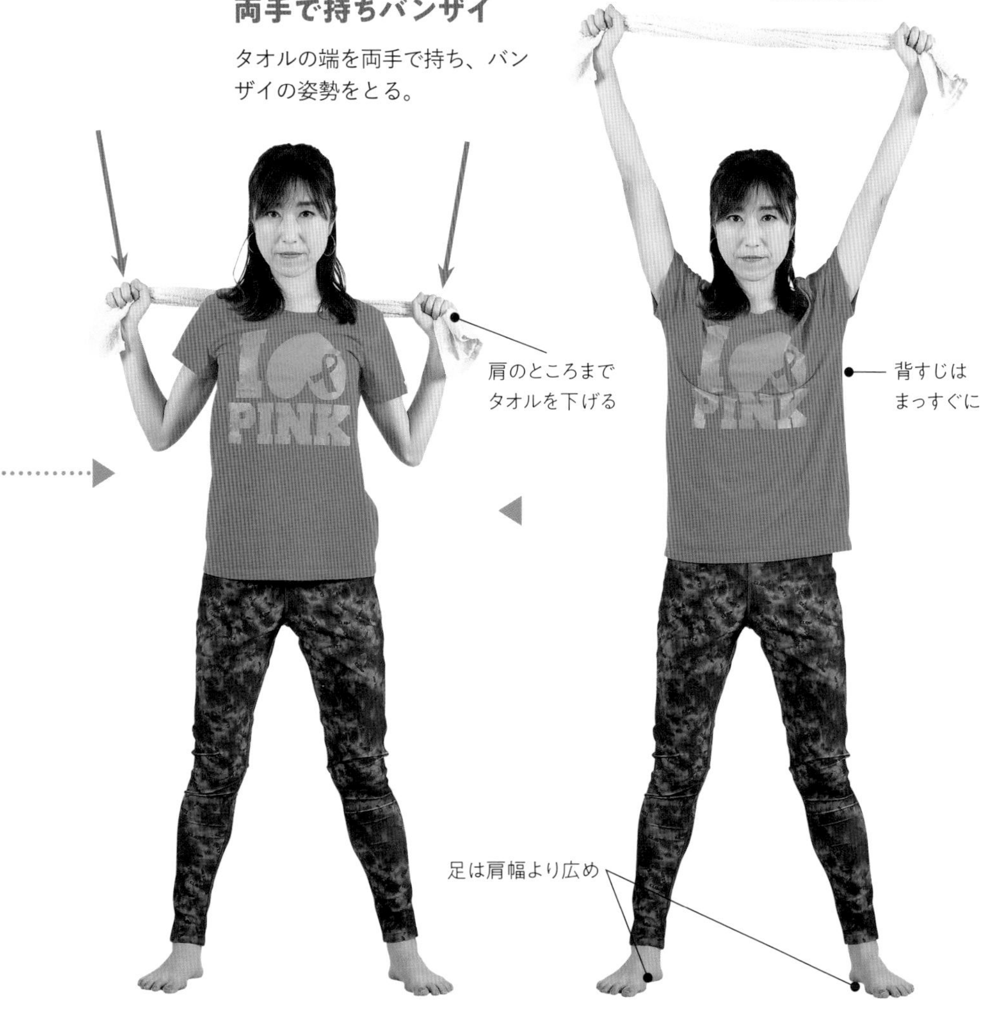

肩のところまでタオルを下げる
背すじはまっすぐに
足は肩幅より広め

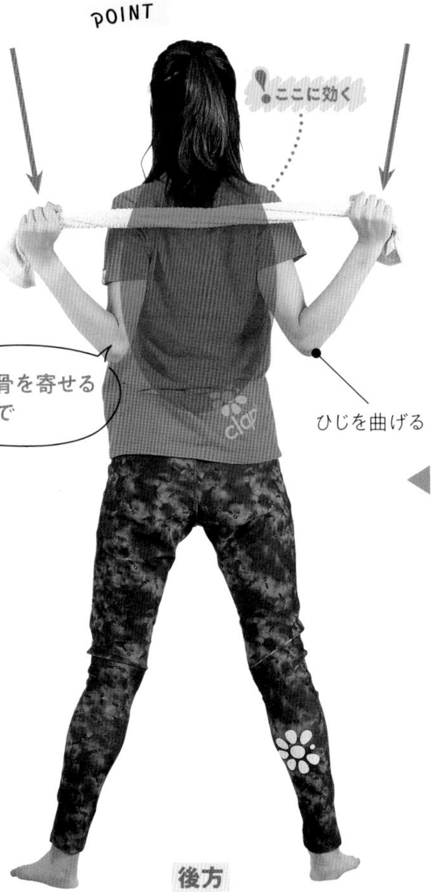
POINT
ここに効く
肩甲骨を寄せる
意識で
ひじを曲げる

後方

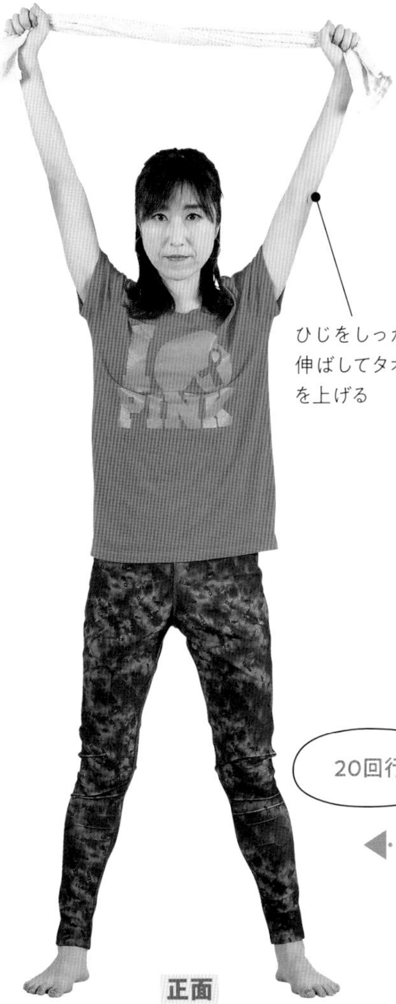
ひじをしっかり
伸ばしてタオル
を上げる
20回行う

正面

STEP
2

ひじの上げ下げを小刻みに繰り返す

ひじを曲げて上げ下げを繰り返し、肩甲骨を動かす。小刻みに20回行う。できる人は素早く行うことでより血流が良くなる。

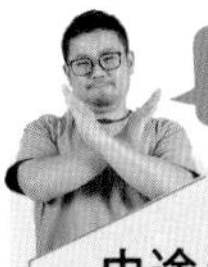

NG

中途半端な上げ下げ

上げ下げは中途半端にせず、最後までしっかり行う。

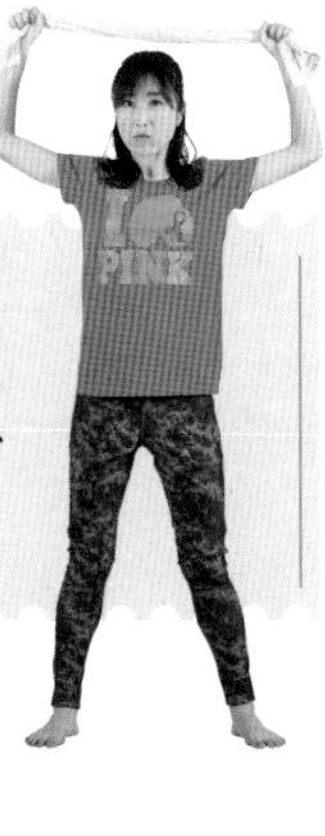

03 「背中」のタオルストレッチ②

左右の動きで背中をほぐす

背骨を挟んで左右に分かれている背中の筋肉をそれぞれ伸ばす。

タオル強度調整OK

回数
10往復

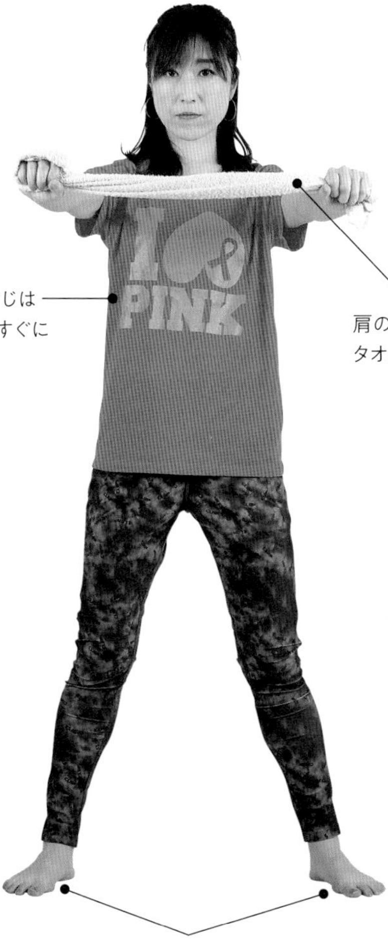

STEP
1

腕を正面に伸ばし、肩の高さでタオルを持つ

タオルの端を両手で持ち、腕を正面に伸ばし、肩の高さまでタオルを上げる。足は肩幅より広めに立つ。

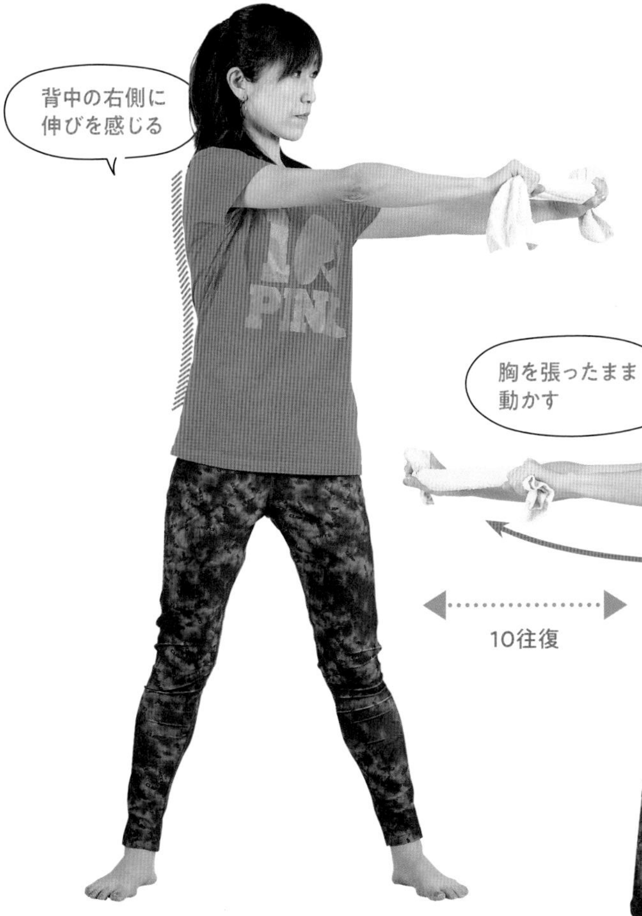
背中の右側に
伸びを感じる
10往復

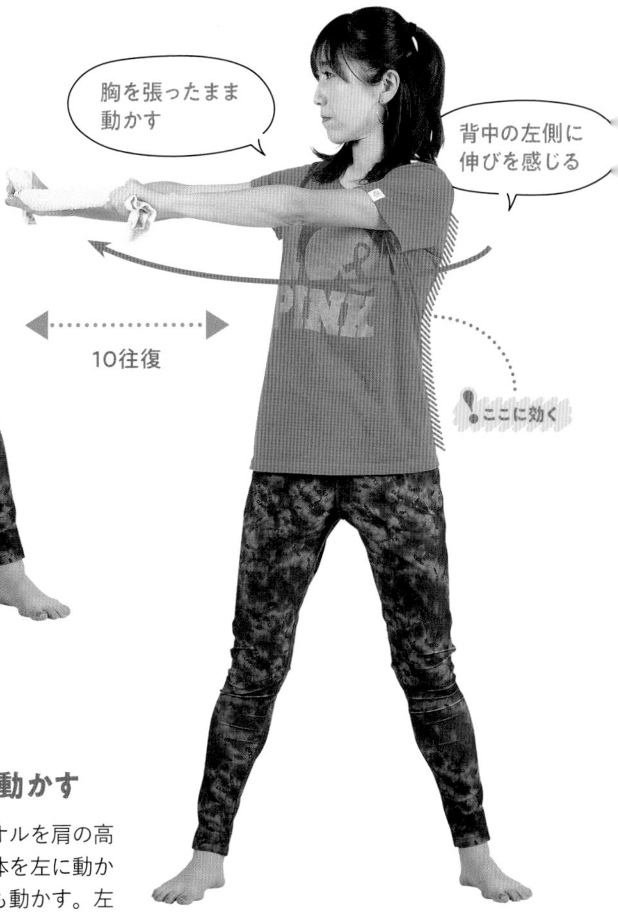
胸を張ったまま
動かす
背中の左側に
伸びを感じる
ここに効く

STEP
2

上体を左右に動かす

足はそのまま、タオルを肩の高さに持ったまま上体を左に動かす。同様に、右にも動かす。左右1セットで10往復が目安。

04 「胸筋」のタオルストレッチ

タオルを使って胸を開く

猫背になると縮みやすい胸の筋肉を、タオルを利用して伸ばす。

回数 10秒×3回

タオル強度調整OK

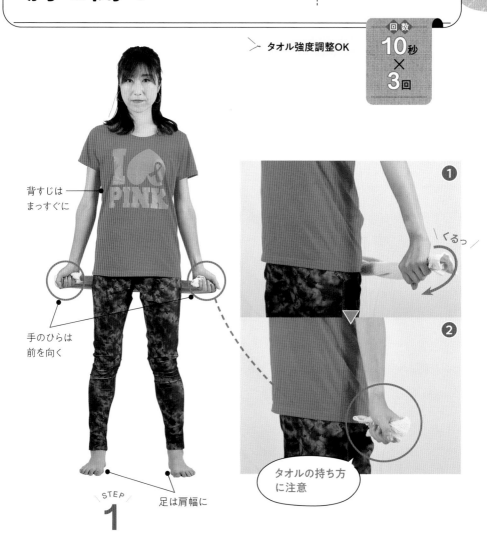

背すじはまっすぐに
手のひらは前を向く
足は肩幅に

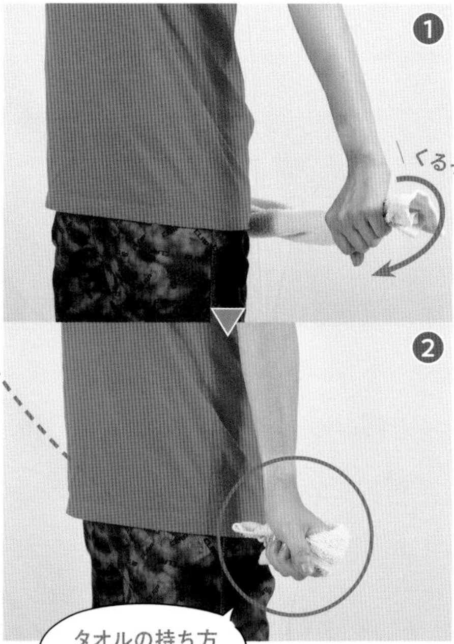

①
くるっ
②
タオルの持ち方に注意

STEP 1

体の後ろ側でタオルを持ち、一度ひねる

立位で体の後ろ側にタオルを持つ。最初は手の甲が前になるように持ち、手のひらが前になるようにくるっとひねる。

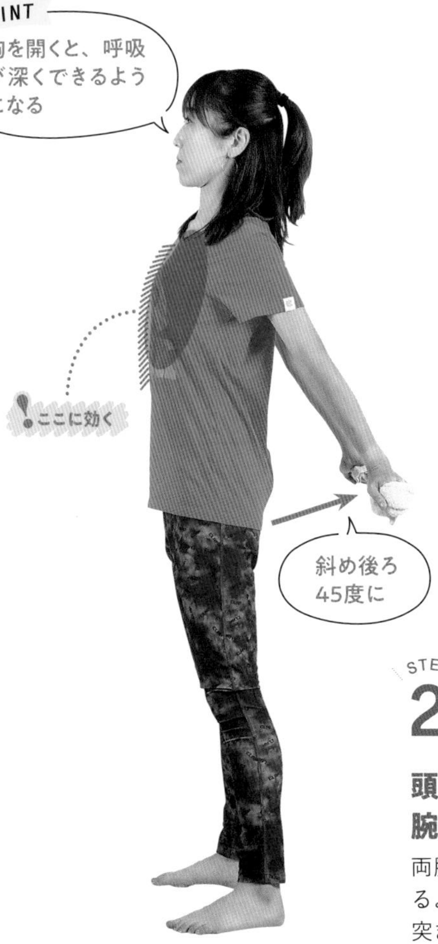
POINT
胸を開くと、呼吸が深くできるようになる
ここに効く
斜め後ろ45度に

POINT
肩甲骨を寄せる
姿勢が良くなり、猫背改善

STEP 2

頭の斜め後ろ45度に腕を伸ばす

両腕を頭の斜め後ろ45度になるように伸ばす。胸は斜め上に突き出すような意識で行う。腰は反らないように。

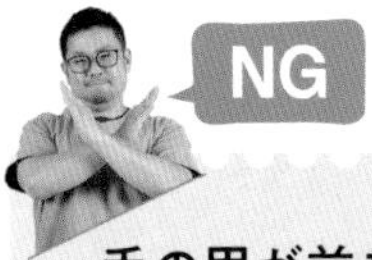
NG

手の甲が前を向く

手の甲が前にある状態で持つと背中に効いてこないので、必ず手のひらが前に来るように持つ。

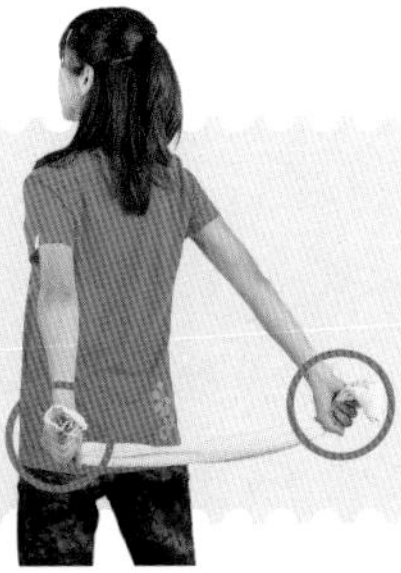

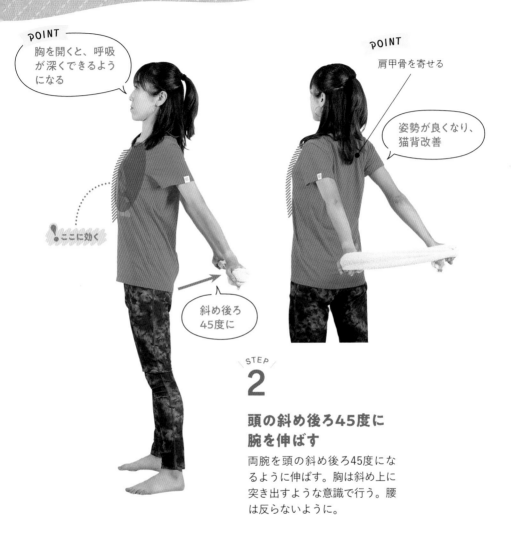

05 「股関節」のタオルストレッチ

股関節を柔らかくする

引き付ける力と戻ろうとする力を利用。腰痛改善や疲れにくい体に。

回数
10秒
×
左右

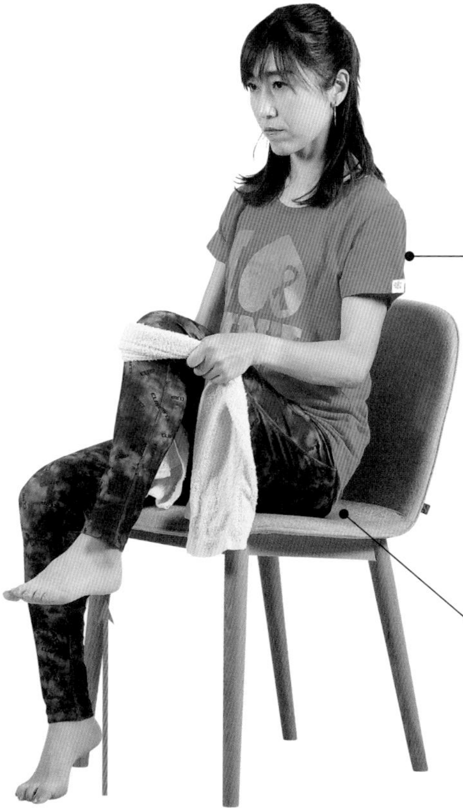

最初は背すじをまっすぐに

イスには深く座る

STEP
1

ひざにタオルをかける

イスに座り、片ひざにタオルをかけてその足を持ち上げる。

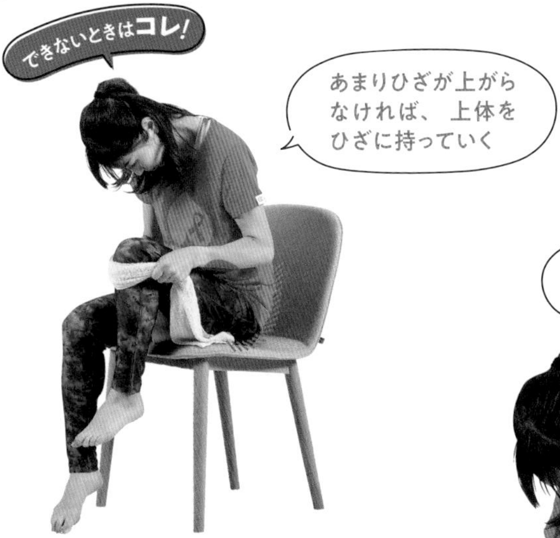
できないときはコレ!
あまりひざが上がらなければ、上体をひざに持っていく

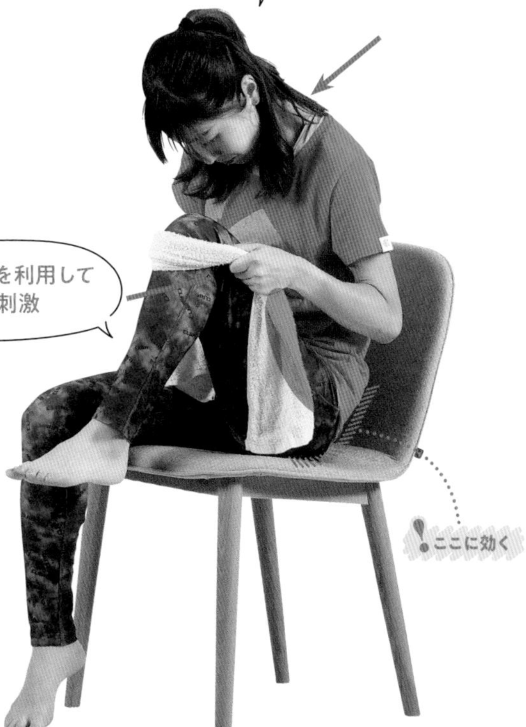
タオルを引いて10秒キープ
POINT
足の重さを利用して股関節を刺激
ここに効く

STEP
2

タオルを短く持って体に引き付ける

両手でタオルを短く持ち、ひざを体に引き付ける。上体もひざに近づけるようにする。筋肉が伸びているというよりは、股関節が詰まる感覚があればOK。左右行う。

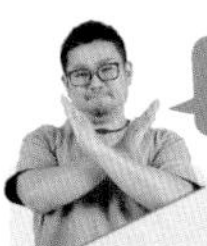

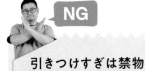

NG

引きつけすぎは禁物

足を引き付けすぎると、股関節ではない別の筋肉が伸びてしまうため適度な強さで引く。

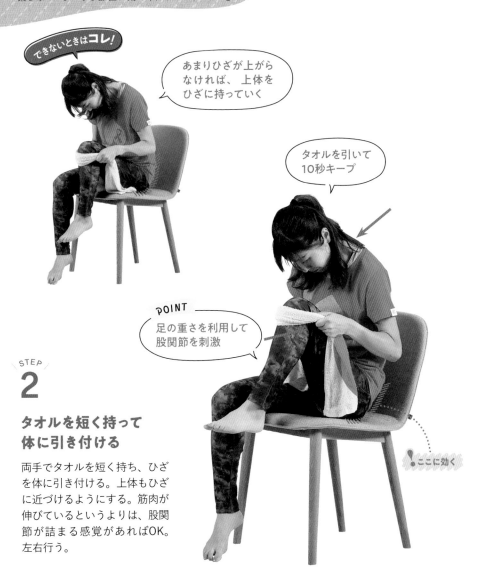

06 「足」のタオルストレッチ①

足の裏側を伸ばす

もものの裏とひざの裏側を伸ばす。腰痛予防や足の疲れ、むくみ軽減に。

回数
10秒
×
左右

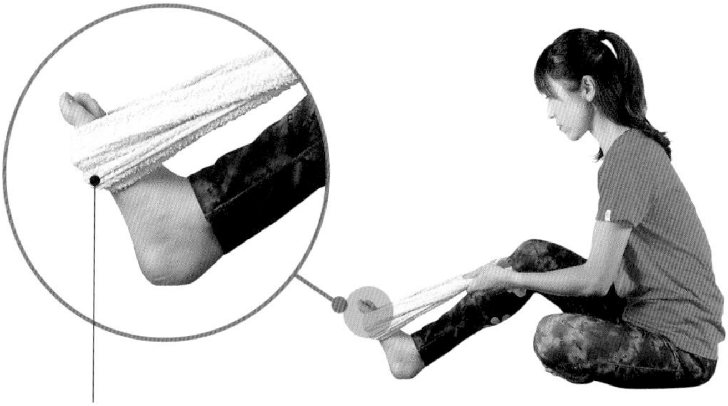
タオルは足先の
ほうにかける

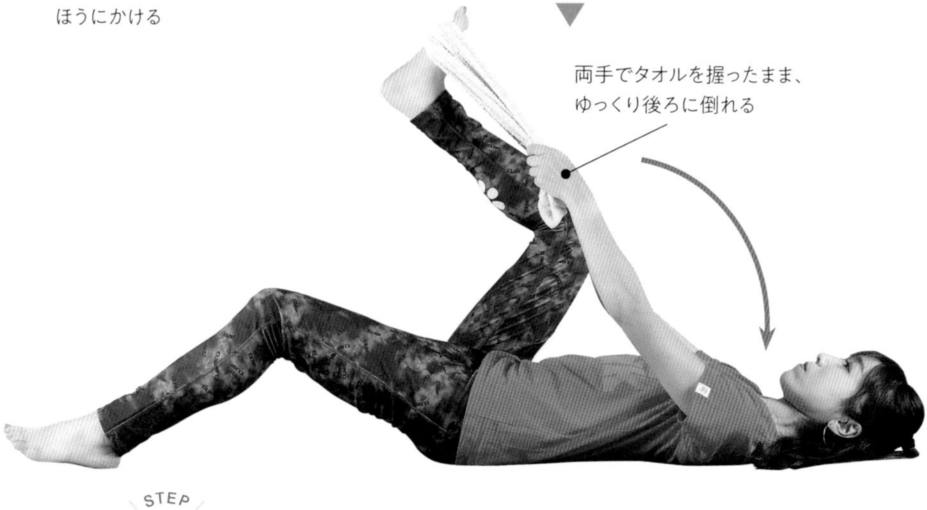
両手でタオルを握ったまま、
ゆっくり後ろに倒れる

STEP
1

片方の足の裏にタオルをかける

片方の足の裏にタオルをかけ、仰向けに寝る。タオルは足先にかけるようにする。かけるときはひざを曲げたままでOK。

STEP
2

足を上げながらタオルを引っ張る

ひざを伸ばし、足を上げながら両手でタオルを引っ張る。ひざを伸ばしたままいけるところまで上げたら、10秒キープする。その後、反対側の足も同じように行う。

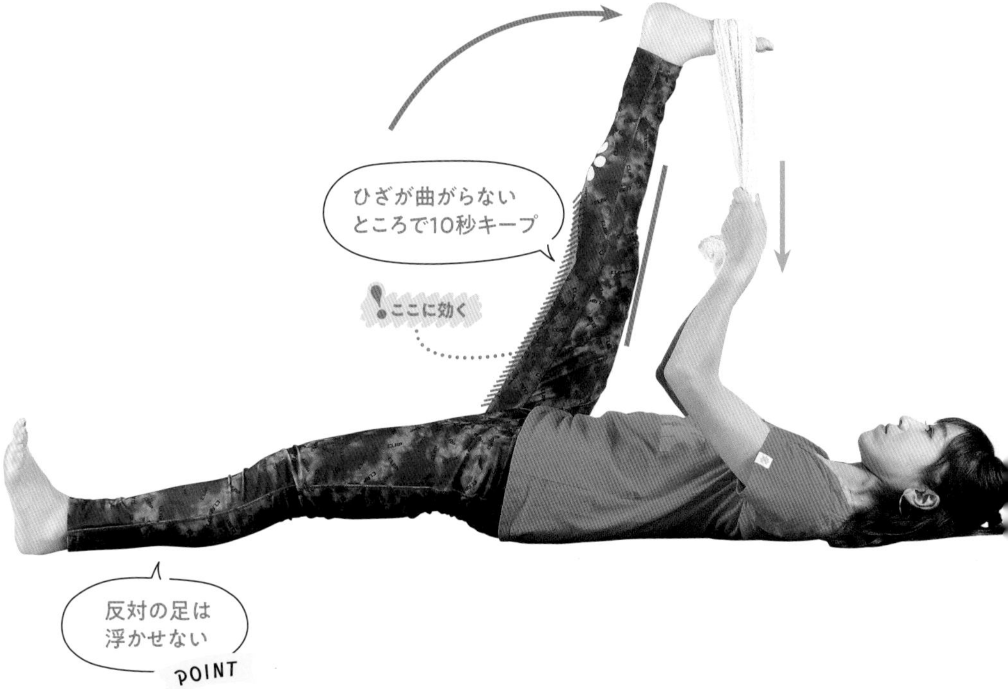
ひざが曲がらない
ところで10秒キープ
ここに効く
反対の足は
浮かせない
POINT

もも裏の大きな筋肉をほぐして血流を改善

ハムストリングスは、お尻の付け根あたりからひざ裏までの筋肉のことで、体の中でも大きな筋肉になります。硬くなりやすいハムストリングスを伸ばすことで、血流の改善や体の歪みを整えることにつながります。

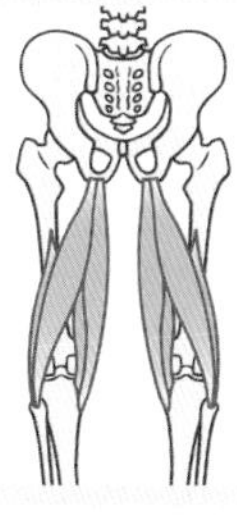

07 「足」のタオルストレッチ②

ももの表側を伸ばす

自分だけでは伸ばしにくい大腿四頭筋もタオルを使って血流改善。

回数
10秒
×
左右

片方の足首に
タオルをかける
ひざ立ちの状態

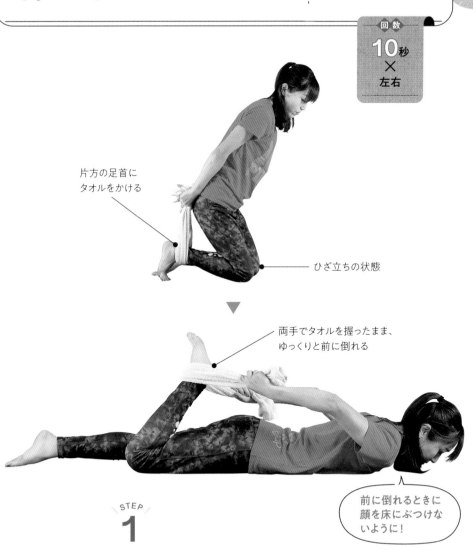

▼

両手でタオルを握ったまま、
ゆっくりと前に倒れる
前に倒れるときに顔を床にぶつけないように！

STEP 1

片方の足の足首にタオルをかける

足首にタオルをかけて端を持ち、うつぶせに寝る。

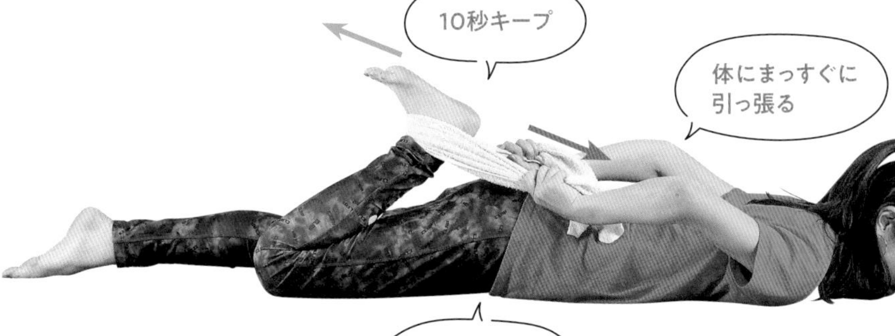
10秒キープ
体にまっすぐに
引っ張る
腰は浮かない
ように
POINT

STEP
2

ひざを曲げながらタオルを引っ張る

ひざを深く曲げながら、両手でタオルを引っ張り、10秒キープする。
その後、反対側の足も同じように行う。

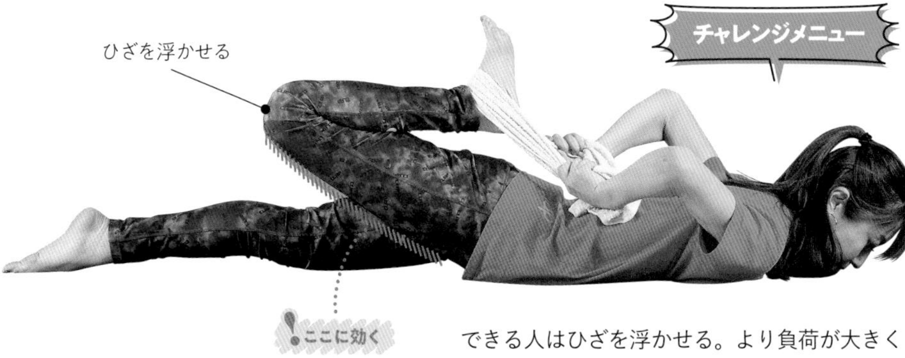
ひざを浮かせる
チャレンジメニュー
ここに効く

できる人はひざを浮かせる。より負荷が大きくなるため、全身の血流が良くなる。

一流アスリートも実践する「タオルストレッチ」上級編②

プロサッカー選手

プロサッカー選手との出会い

プロサッカーのJリーグで活躍する選手にも、タオルストレッチを実践して効果が出た例があります。

サッカーは90分間走りっぱなしのスポーツですから、特に下半身には大きな負担がかかってきます。試合中に足を攣って倒れている選手を見たことがある方も多いかと思います。

私が見させてもらっている選手も、試合中、後半や終盤になってくるとよく肉離れをしたり足を攣ったりして、試合終了までパフォーマンスを出し切ることができないという課題を抱えていました。

彼とのかかわりは、彼が奈良県出身で、県外のJリーグのチームでプレーしている中で年末年始に帰省した際に、知人の紹介で来てくれたのがきっかけでした。

彼も第2章のコラムで紹介した近本選手と同様、体のことにとても興味があって、新しいことはどんどん取り入れようとする意欲のある選手ですが、年に1~2回は肉離れして、チームから離脱することを繰り返していました。1回肉離れをしてしまうと、治って試合に出られる状態

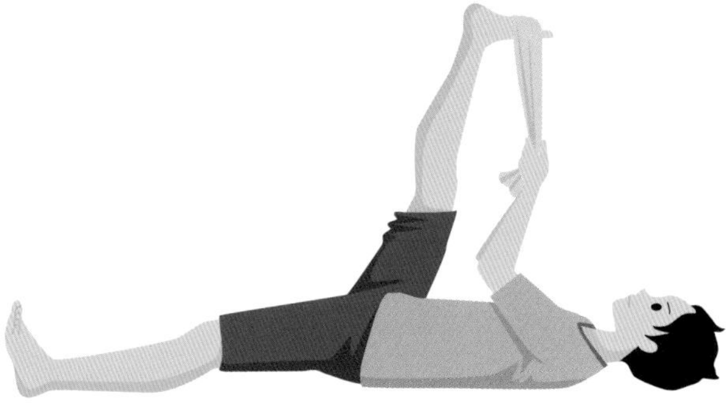

になるまでに2〜3週間はかかりますから、チームの中で実績を残すという意味でも、厳しい状況に置かれます。

セルフケアにより、ケガの頻度が激減

彼は体が硬いことを自覚していましたが、セルフケアについてはあまり意識していなかったため、まずはタオルストレッチをはじめとするセルフケアのやり方について伝えました。

プロスポーツ選手ですから、ストレッチ以外のケアも必要となります。チューブを使ったトレーニングや、水分補給や食事の仕方なども指導し、実行していったことで、次のシーズンからはケガがほぼなくなりました。

彼には特に、足のタオルストレッチをガンガンやってもらっていて、実際に効果を感じてもらえています。

今でも、彼はタオルストレッチを毎日やっていて、ケガもここ数年まったくしなくなったそうです。

第4章

ダイエットに効く「タオルストレッチ」

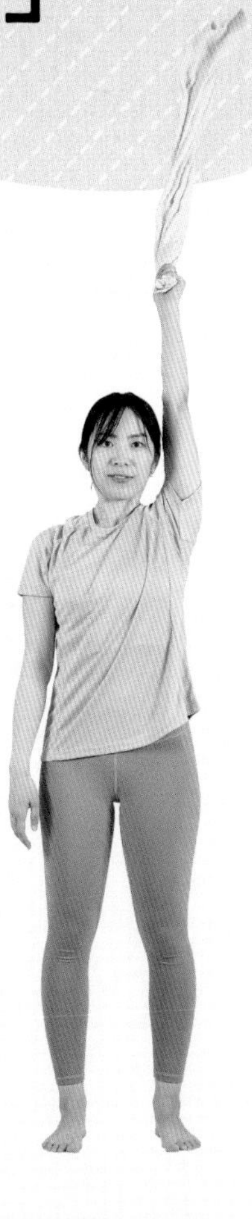

ダイエットを効果的に行うには、代謝をアップすることが重要です。ダイエットを頑張ろうと思っている人は、食事制限や運動を始める前にここで紹介するタオルストレッチをやってみましょう。体が硬いと思う人は、第1～2章の基本的な動作を行い、血流を良くしてから第4章のタオルストレッチに取り組むと効果的です。P.112からは、ダイエットとは別に、ペアで行うタオルストレッチを紹介します。

ダイエットでの悩み・注意点とは？

ダイエットで効果を出すために大切な「柔軟性」

第4章では、ダイエットに関するタオルストレッチを紹介します。タオルストレッチはしっかりと的確に筋肉をほぐすことで血流を良くし、代謝をアップさせることができるので、ダイエットにも効果的です。

具体的にストレッチを紹介する前に、ダイエットについて注意点を述べておきたいと思います。

ダイエットで最もよくある悩みは、「効果が出ない」ということではないでしょうか。頑張って食事制限をしたり運動したりしても、効果が出ないから続ける意欲が湧かず、途中で止めてしまう。

実はその効果が出ない理由は、「体が硬い」ことに起因していることが多いのです。プロローグで、体が硬いことでケガや病気につながる仕組みについて解説しました。この中で、「代謝が下がる」タイミングがあります。

タオルストレッチで代謝を高める

代謝はダイエットに欠かせない観点です。代謝を高めることでダイエットにつながります。ということは、体が硬くて代謝が低ければ、効果が出にくいということです。それを理解していただきたくて、今回あえてタオルストレッチの本の中でダイエットの章を設けることにしました。

ダイエットを頑張ろうと思っている人は、食事制限や運動を始める前にまず、この本で紹介したタオルストレッチをやってみてください。

第４章ではタオルを使ったエクササイズが中心なので、自分は体が硬いと思う人は、第１～３章の基本的な動作を行って血流を良くしてから第４章のエクササイズに取り組むとより効果的です。

体が硬い

↓

血流が悪くなる

↓

体温が下がる

↓

代謝が下がる

↓

免疫力が下がる

↓

病気になりやすくなる

ダイエットに
代謝は不可欠！

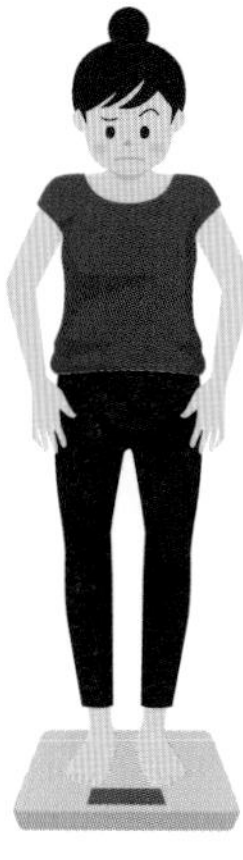

01 「ダイエット」の基本ストレッチ

リズミカルな動きですっきり腕に

リズミカルに動きを出し、腕やせと背中の脂肪の燃焼をダブルでねらう。

回数
20〜30回

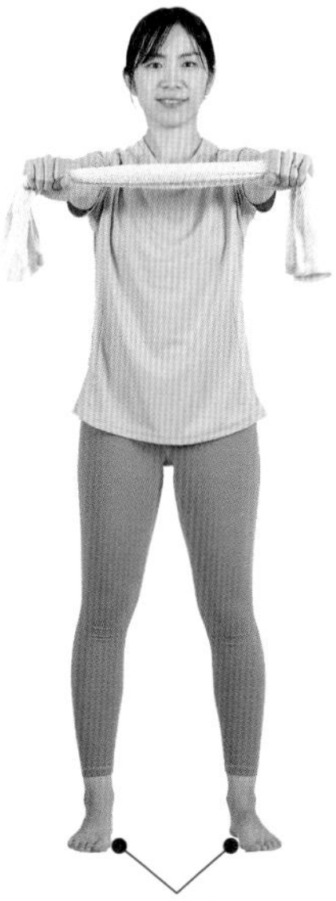

STEP 1

タオルを前に出す

タオルを両手で持ち、肩の高さで前に出す。

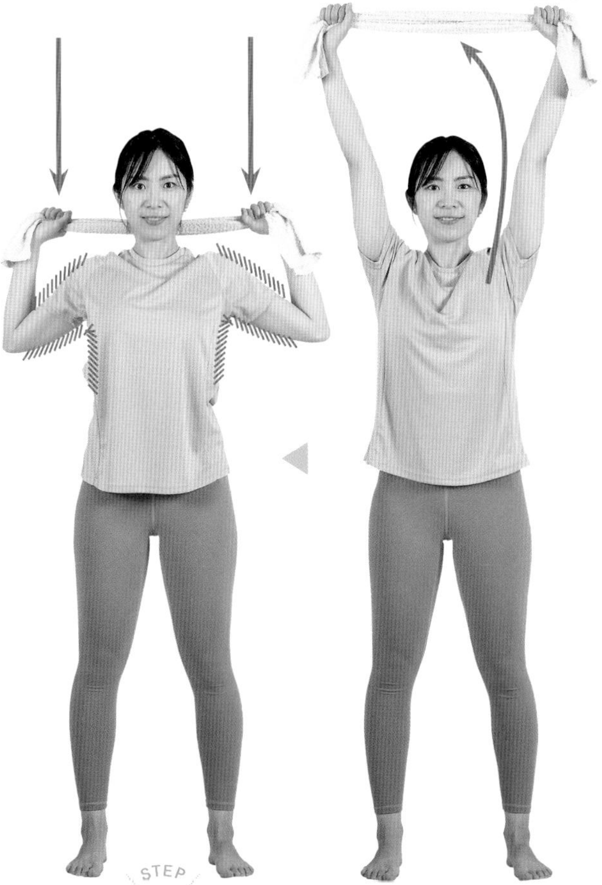

STEP 2

腕を頭上から後頭部に動かす

腕を伸ばしたまま頭上に持っていき、後頭部にタオルが来るようにひじを曲げる。

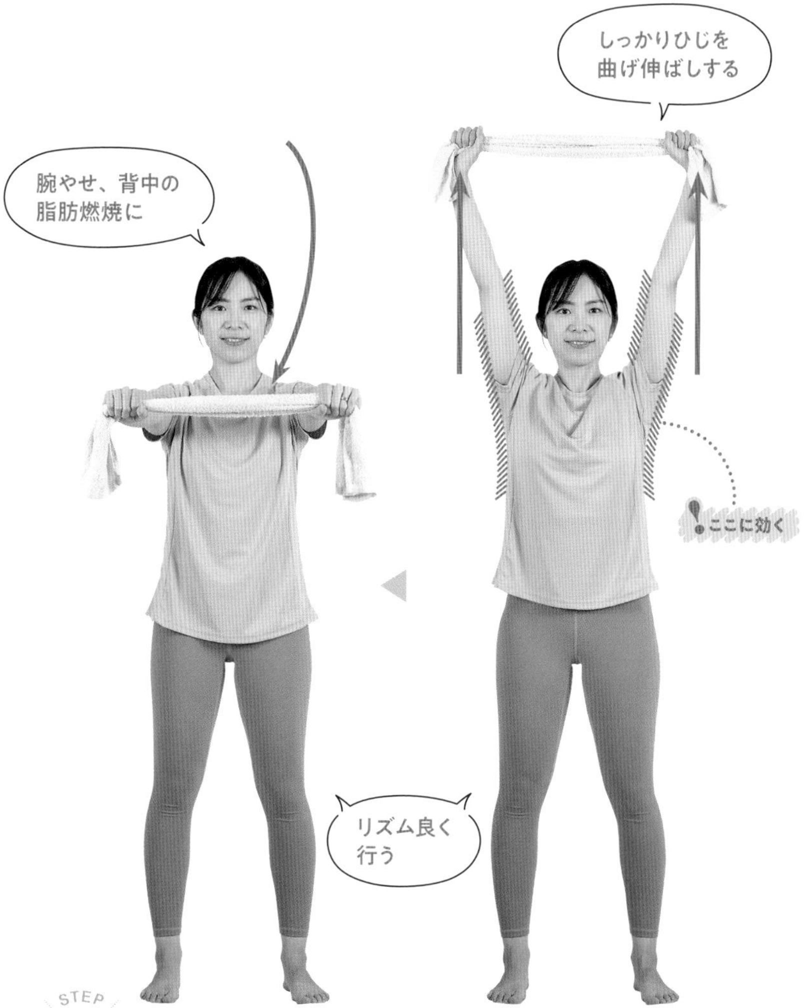
腕やせ、背中の
脂肪燃焼に
しっかりひじを
曲げ伸ばしする
ここに効く
リズム良く
行う

STEP
3

腕を伸ばし、前に戻す。以下、繰り返し

2と逆の動きで1の状態に戻したら、また1 2を繰り返す。20～30回を目安に行う。リズムが出てきたら、ひざを高く上げて足踏みもつける。

02 「回す」ダイエット①

頭の上でタオルを回す

回す動きでほぐしながら、腕と肩まわりの脂肪燃焼につなげる。

回数
10回
×
左右

タオル強度調整OK

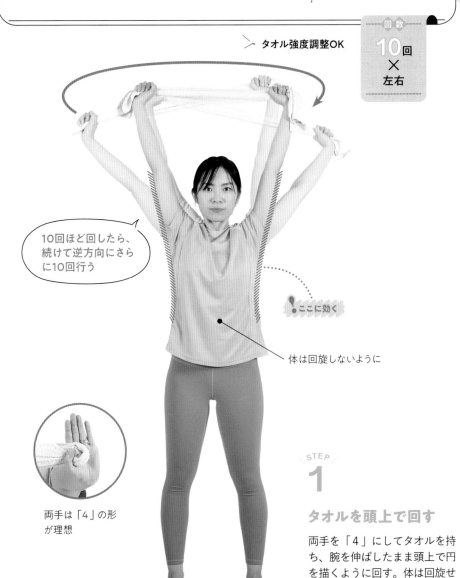

10回ほど回したら、続けて逆方向にさらに10回行う
ここに効く
体は回旋しないように
足は肩幅

両手は「4」の形が理想

STEP 1

タオルを頭上で回す

両手を「4」にしてタオルを持ち、腕を伸ばしたまま頭上で円を描くように回す。体は回旋せず、腕だけが回るようにする。

チャレンジメニュー

できる人はタオルをより狭く持つ

タオルをより狭く持つと、負荷が高まり効果も大きくなる。自身の体や関節の柔らかさに応じて調整することが大切。

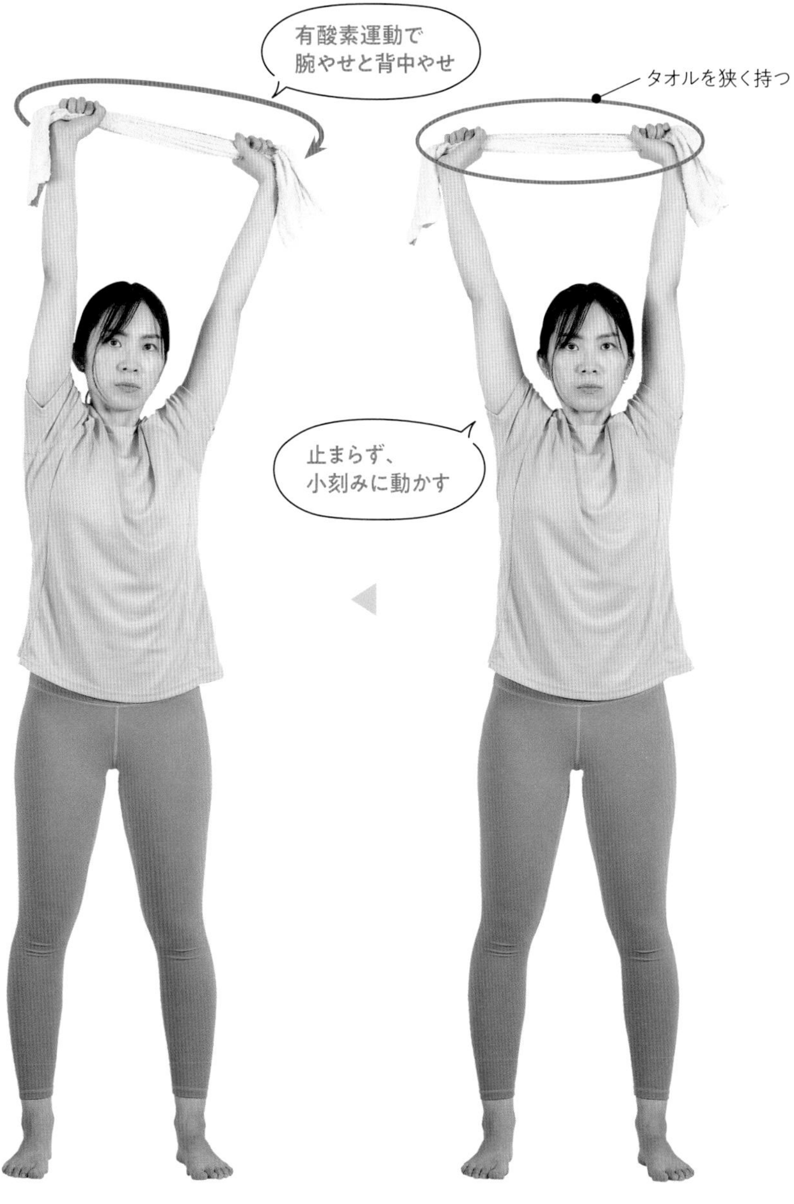
有酸素運動で
腕やせと背中やせ
タオルを狭く持つ
止まらず、
小刻みに動かす

03 「回す」ダイエット②

前回しで腕・胸・背中に効果

腕・胸・背中と複合的に刺激を与えられる万能ストレッチ。

回数
10回
×
左右

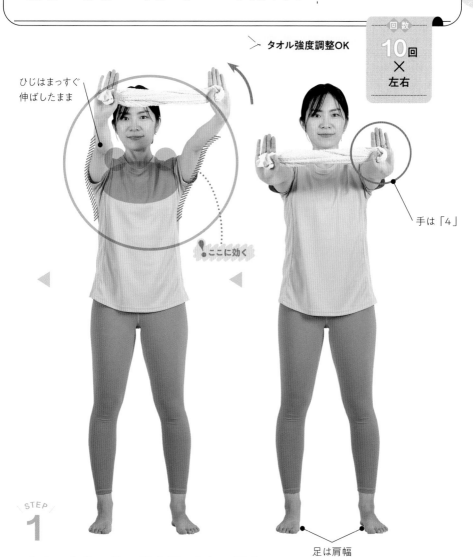

タオル強度調整OK
ひじはまっすぐ伸ばしたまま
ここに効く
手は「4」
足は肩幅

STEP
1

タオルを体の前で円を描くように回す

タオルを両手で持ち、腕を伸ばしたまま体の前で円を描くように回す。

NG

肩の力を抜く

肩に力が入ると効果が半減する。リラックスをしつつ、胸を張って姿勢良く回すこと。

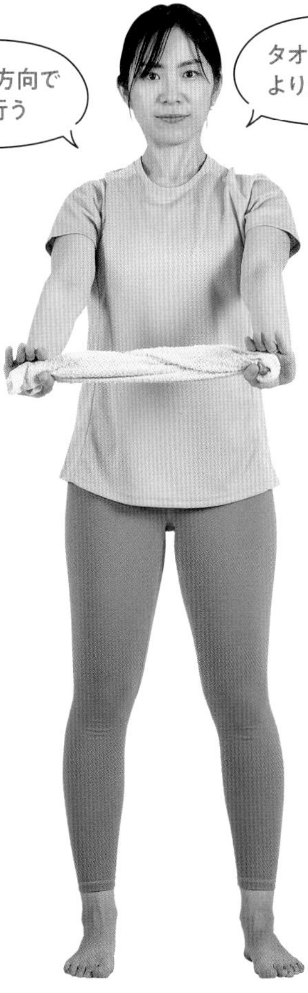
1つの方向で
10回行う
タオルを狭く持つと
より大胸筋に効く

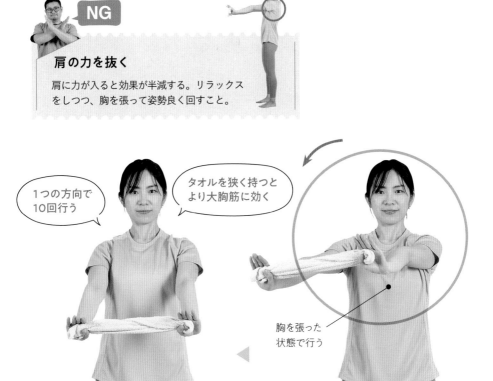

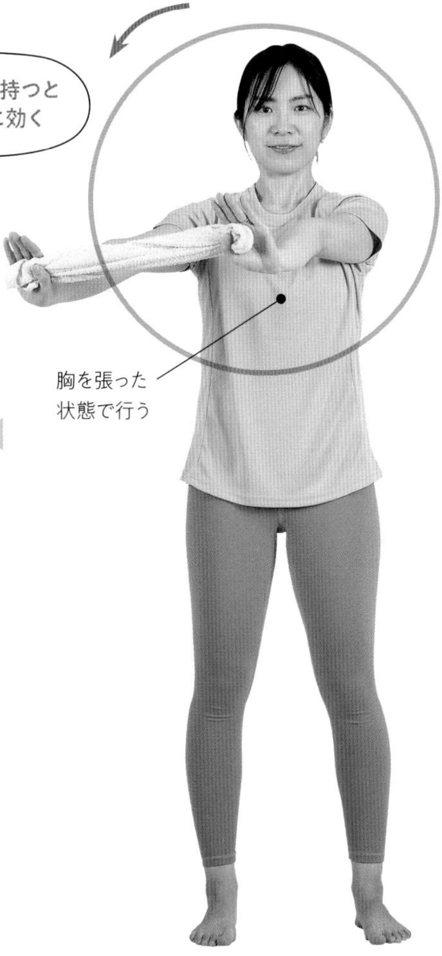
胸を張った
状態で行う

STEP
2

10回ほど回したら、次は逆方向に回す

10回ほど回したら、1とは逆の方向に10回、円を描くように回す。

04 「振り上げる」ダイエット①

タオルを縦振りする

振り上げる動きで瞬間的に大きな力を使い、腕やせにつなげる。

回数
上下
10回ずつ
×
左右

STEP
1

タオルを下から上に振り上げる

タオルを片手で持ち、腕を伸ばしたまま下から上に振り上げる。体はブレないようにする。

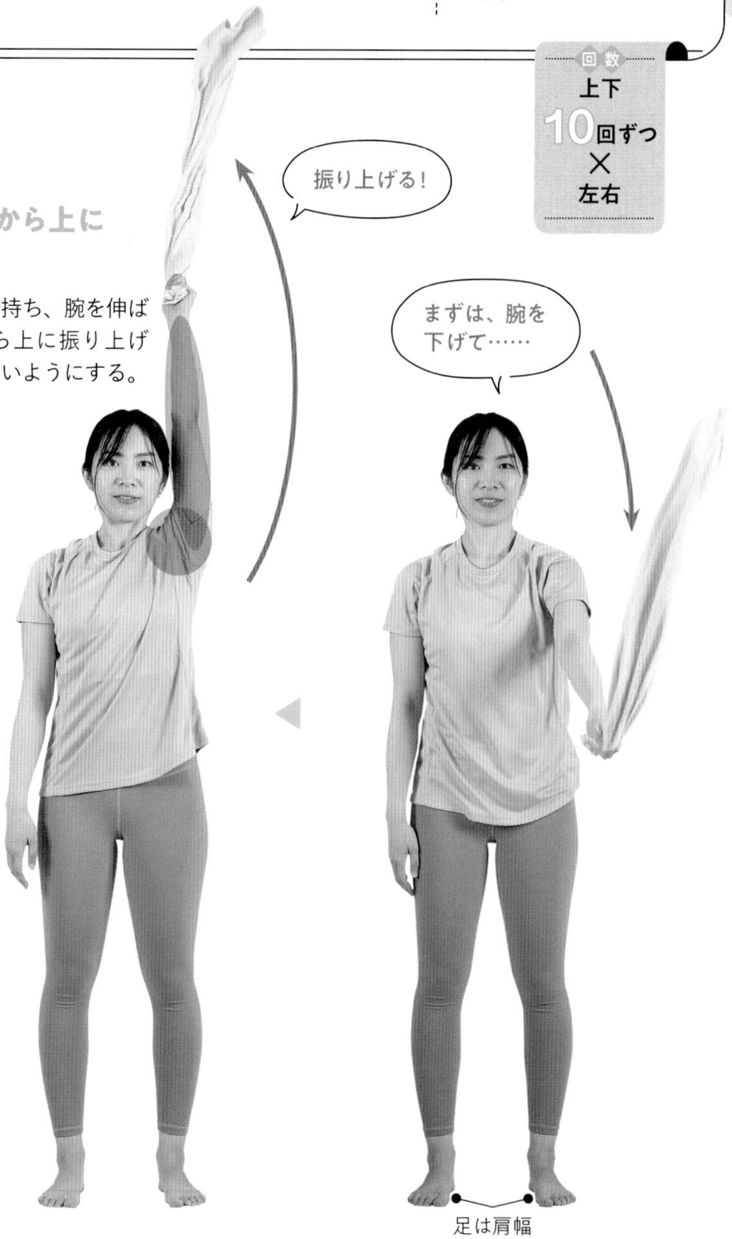
振り上げる!
まずは、腕を下げて……
足は肩幅

STEP
2

上から下に振り下げる

振り上げた腕を下に振り下げる。片腕で振り上げ、振り下げを行った後、反対の腕も行う。肩が動かないよう反対の手を添えても良い。

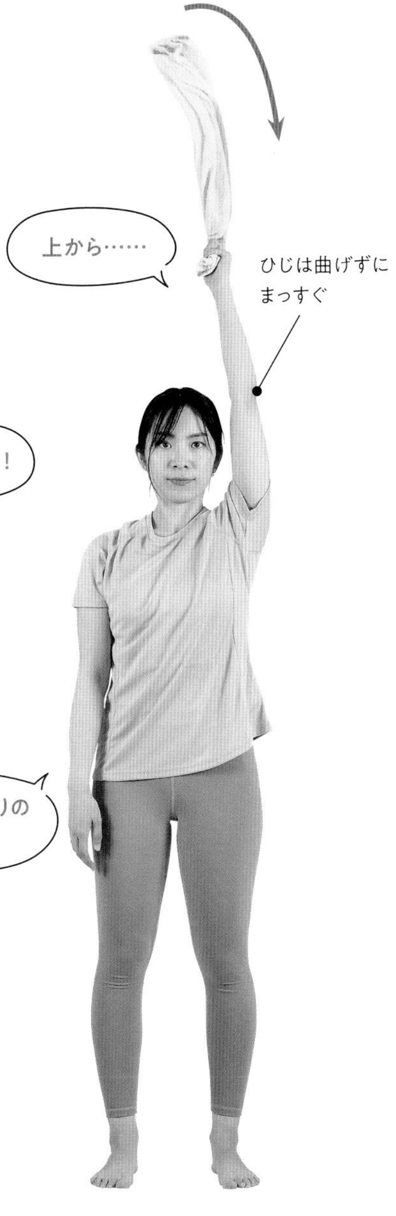
上から……
ひじは曲げずに
まっすぐ

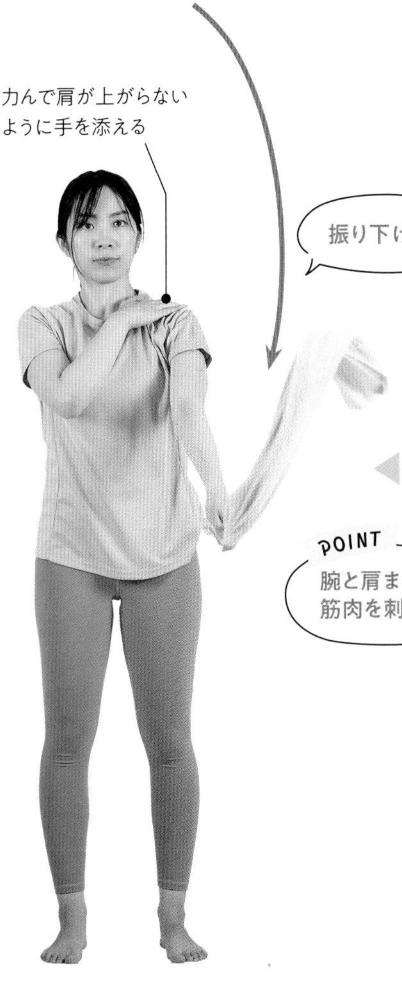
力んで肩が上がらない
ように手を添える
振り下げる！

POINT
腕と肩まわりの
筋肉を刺激

05 「振り上げる」ダイエット②

タオルを横振りする

前ページと同様に振る力を利用。横振りすることで違う部位を刺激する。

回数
横に
10回ずつ
×
左右

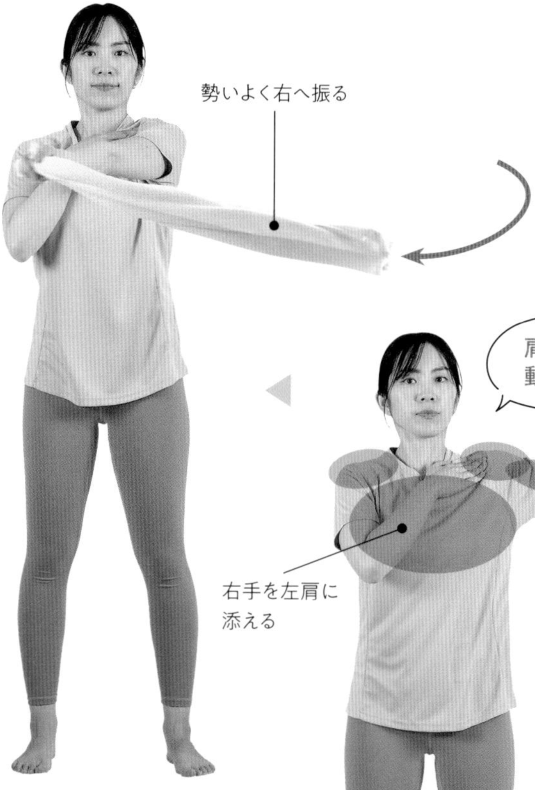

勢いよく右へ振る

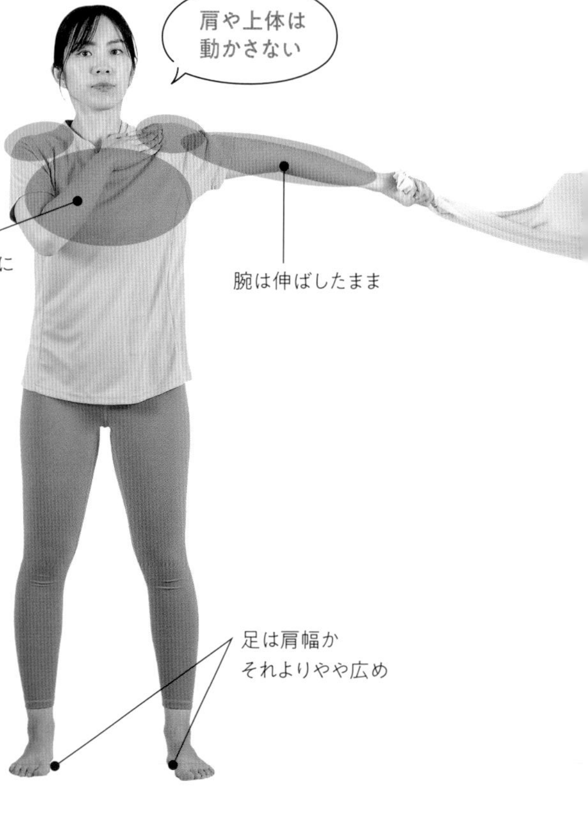

肩や上体は動かさない
右手を左肩に添える
腕は伸ばしたまま
足は肩幅かそれよりやや広め

STEP 1

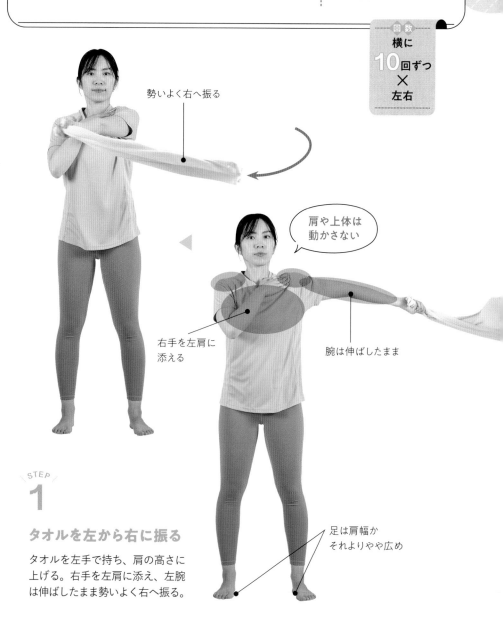

タオルを左から右に振る

タオルを左手で持ち、肩の高さに上げる。右手を左肩に添え、左腕は伸ばしたまま勢いよく右へ振る。

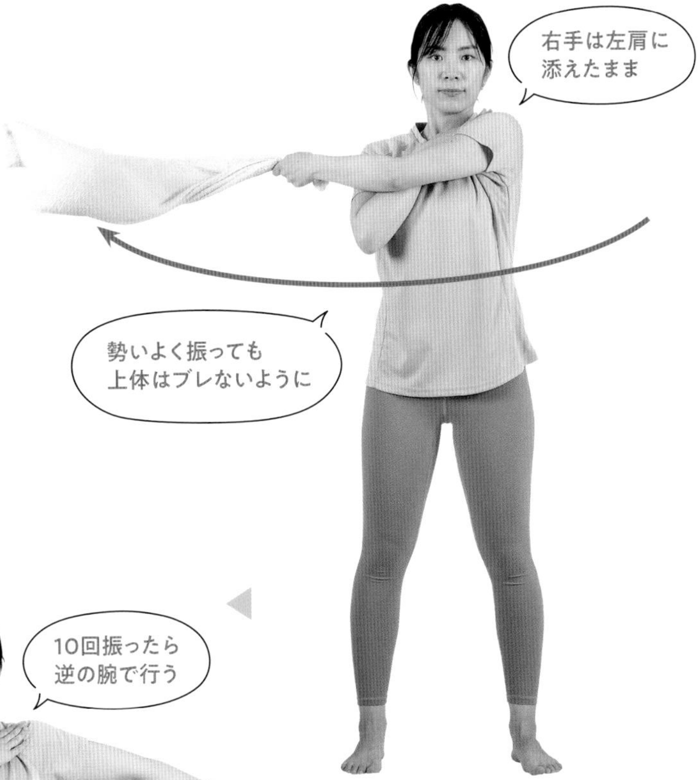
右手は左肩に
添えたまま
勢いよく振っても
上体はブレないように

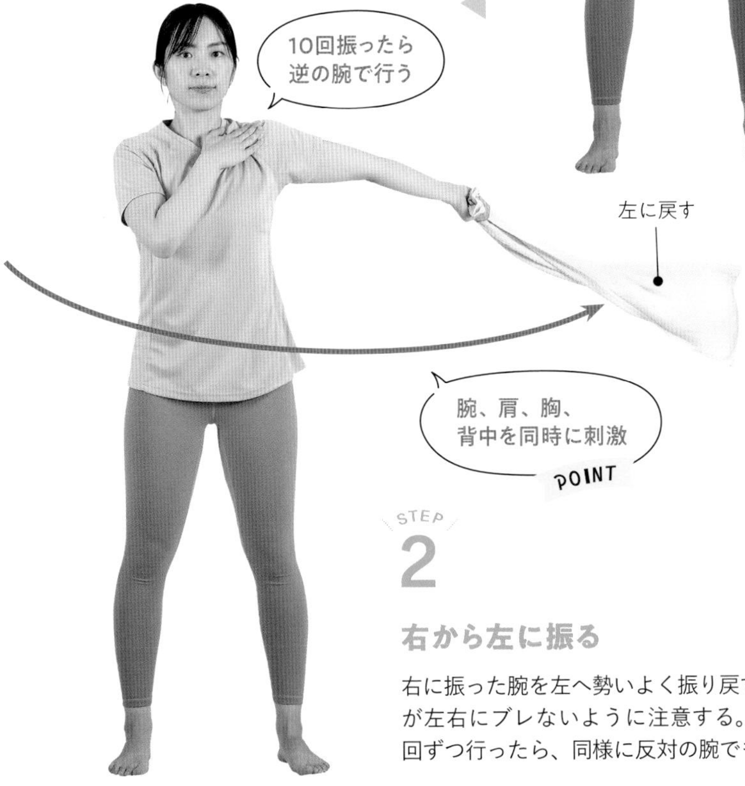
10回振ったら
逆の腕で行う
左に戻す
腕、肩、胸、
背中を同時に刺激
POINT

STEP
2

右から左に振る

右に振った腕を左へ勢いよく振り戻す。上体が左右にブレないように注意する。左右10回ずつ行ったら、同様に反対の腕でも行う。

06 「ひねる」ダイエット①

お腹を引き締める上体ひねり

上体をひねることでお腹の脂肪が燃焼するため、くびれにもつながる。

回数

20往復

タオル強度調整OK

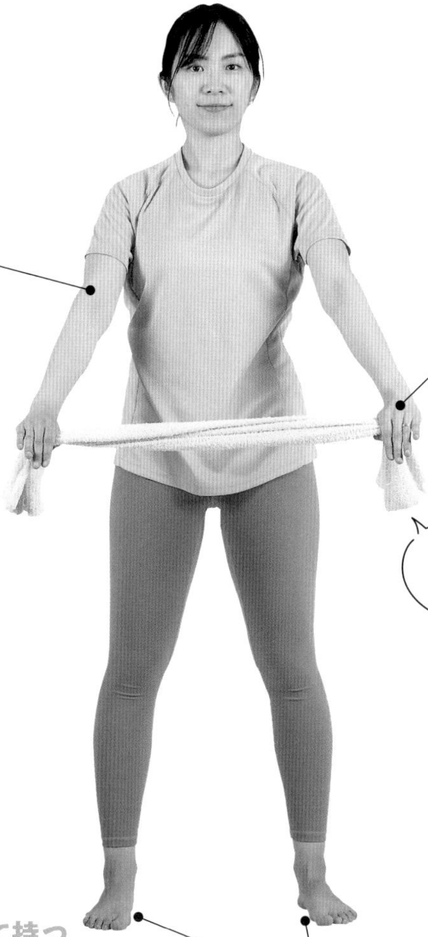
ひじを伸ばす
両手はお腹の高さ
タオルはピンと張った状態に
足は肩幅よりやや広め

STEP 1

両手を前に伸ばして持つ

タオルの端を持ち、両手をお腹の高さに伸ばして立つ。

STEP
2

タオルをピンと張り左右にひねる

タオルをピンと張った状態で、上体をゆっくり左右にひねる。このとき、骨盤位置は固定し、動かないようにする。ひねるスピードは、おおよそ１秒間に１往復が目安。

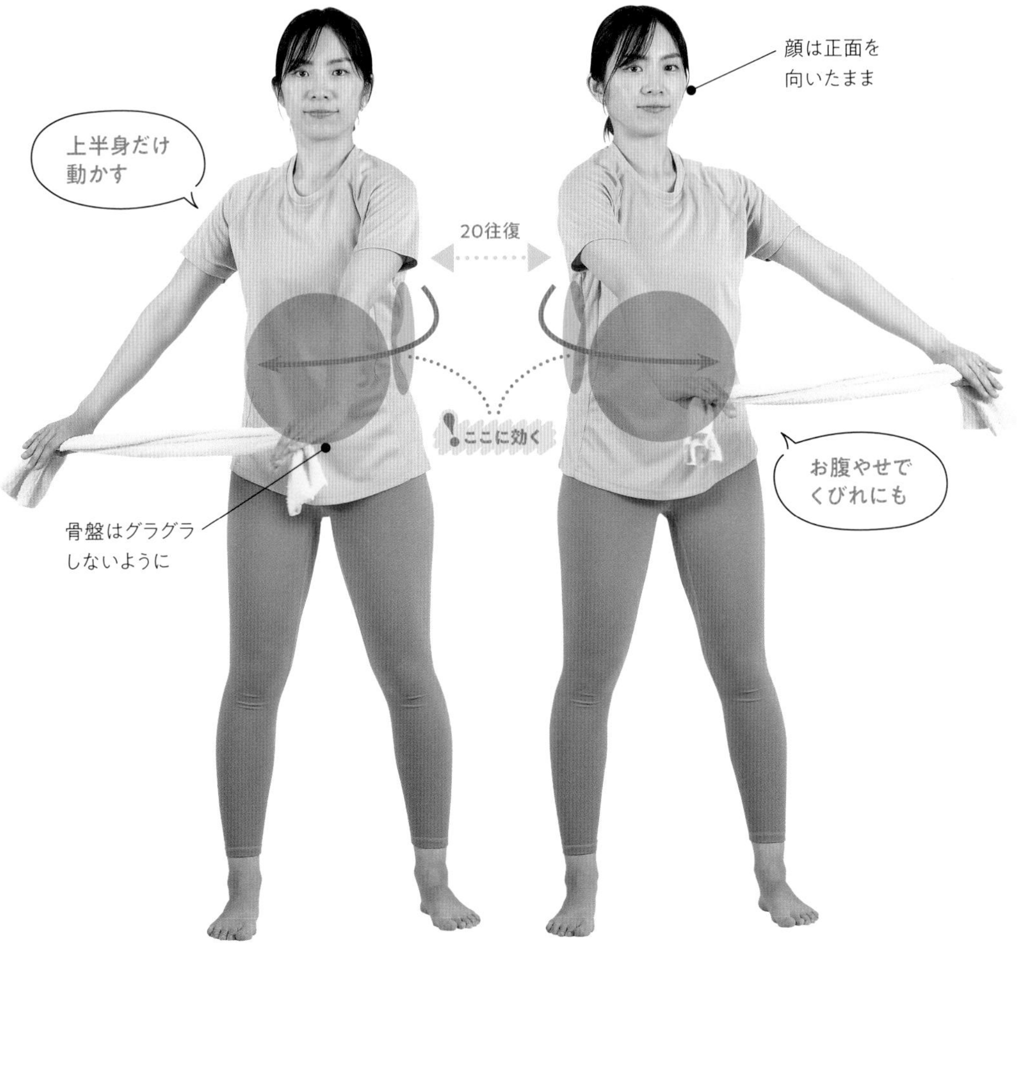
上半身だけ
動かす
顔は正面を
向いたまま
20往復
ここに効く
骨盤はグラグラ
しないように
お腹やせで
くびれにも

07 「ひねる」ダイエット②

すっきりラインをねらう横倒し

体を横に倒すことで側面（腹斜筋）を締め、くびれをつくる。

回数
10往復

タオル強度調整OK

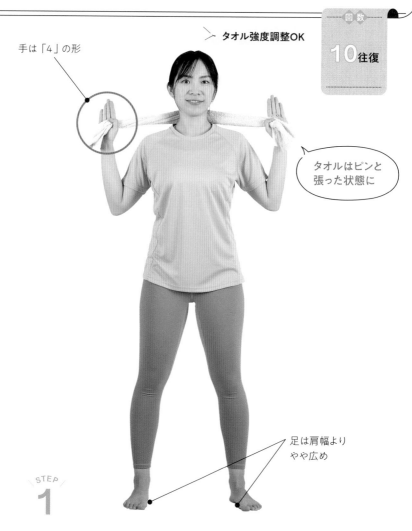

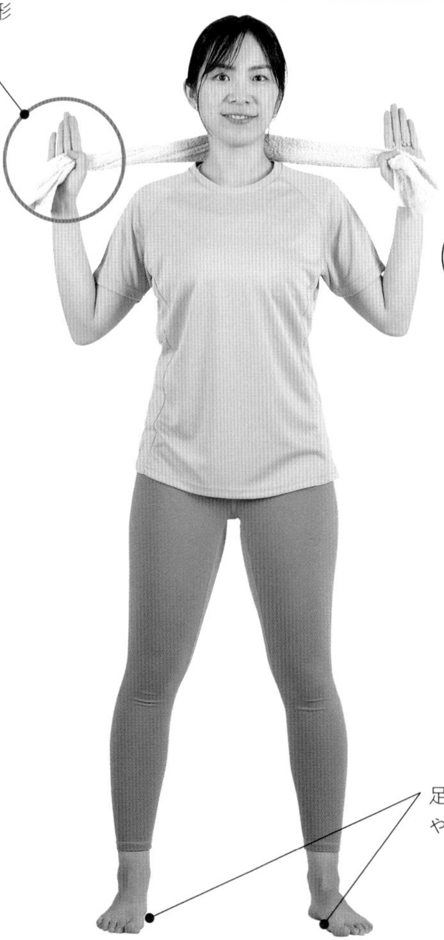

手は「4」の形
タオルはピンと張った状態に
足は肩幅よりやや広め

STEP 1

頭の後ろでタオルを持つ

両手を「4」の形にしてタオル端を持ち、頭の後ろでひじを曲げた状態でスタート。

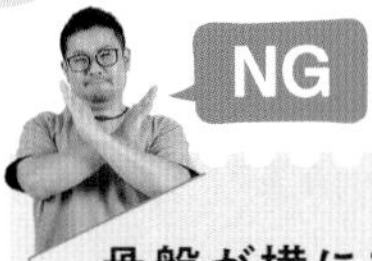
NG

骨盤が横にズレる

骨盤が横にブレてお尻が突き出ないように注意する。骨盤がずれると、体の側面にある腹斜筋が収縮しないので、効果が得られない。

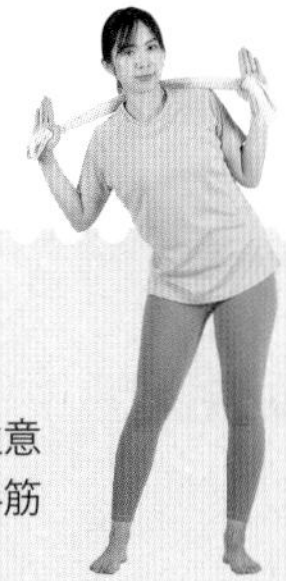

タオルが姿勢維持に役立つ
10往復
骨盤は動かさない
手を「4」の形にすると胸が開きやすい
POINT
ここに効く

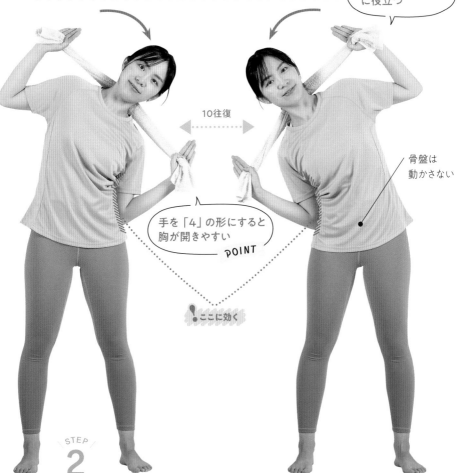

STEP 2

タオルをピンと張り左右に倒す

タオルをピンと張った状態で胸を開き、右ひじを右わき腹下付近につけるようにして体を倒す。同様に左側も行う。

01 「肩」のペアストレッチ

相手の力を利用して肩を入れる

「肩入れ」は自分ではしづらい動き。ペアで行うことで効果が大きくなる。

回数
10秒 × 2セット

STEP 1

向かい合ってタオルを持つ

2人で向かい合い、半分に折ったタオルを互いに両手で持って立つ。

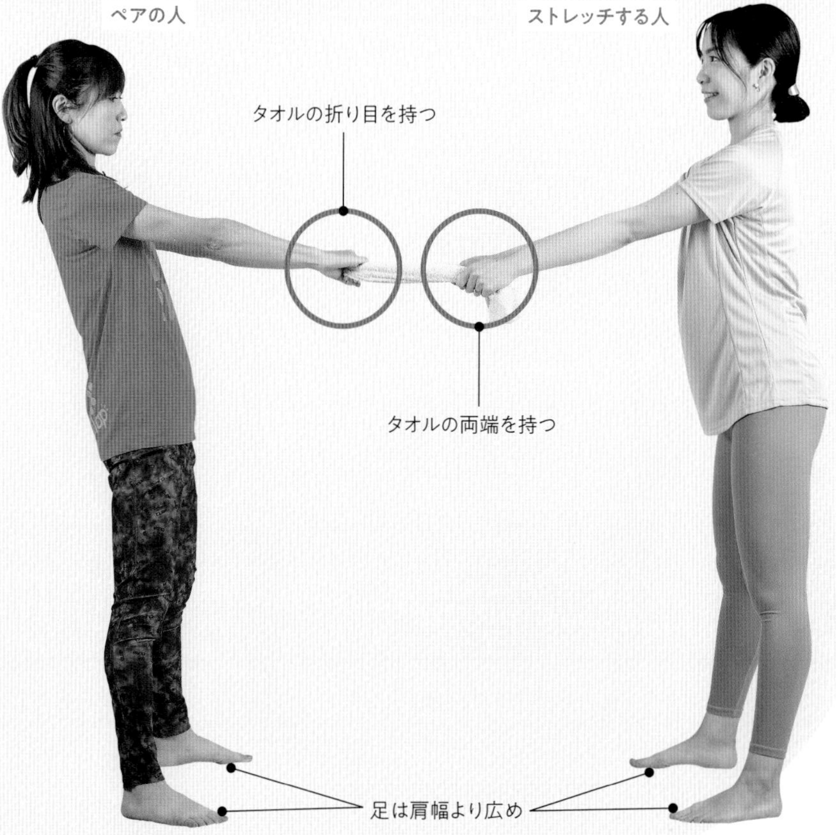
ペアの人
ストレッチする人
タオルの折り目を持つ
タオルの両端を持つ
足は肩幅より広め

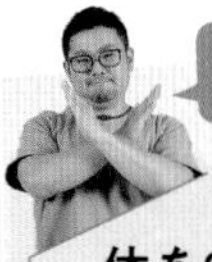

NG

体を90度以上は倒さない

90度以上倒さないこと。倒しすぎると背中と肩のケガのリスクがあるため、無理のない範囲で行う。

STEP
2

片方が肩入れをする

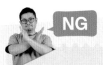

肩入れをする人（写真右）は股関節から体を倒し、肩甲骨を寄せる意識で下向きに力をかける。ペアの人（写真左）は体重を後ろにかけて拮抗状態をつくる。

ペアで交互に行う
お尻は突き出ても良い
POINT
肩と背中に伸びを感じる
体重を後ろにかける
10秒キープ
頭を腕の下へ
ひじは伸ばしたまま
ひざも曲げない

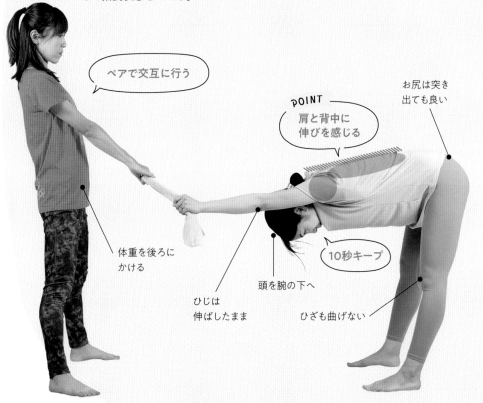

02 「体側」のペアストレッチ

わき腹、わきの下、腕をより伸ばす

お互いが引っ張り合うことで、体の側面を全体的に伸ばす。

回数
10秒×2セット

STEP 1

片手同士でタオルを持つ

２人で向かい合い、同じ側にある手でタオルを持つ。
足は肩幅よりやや広めに開いて立つ。

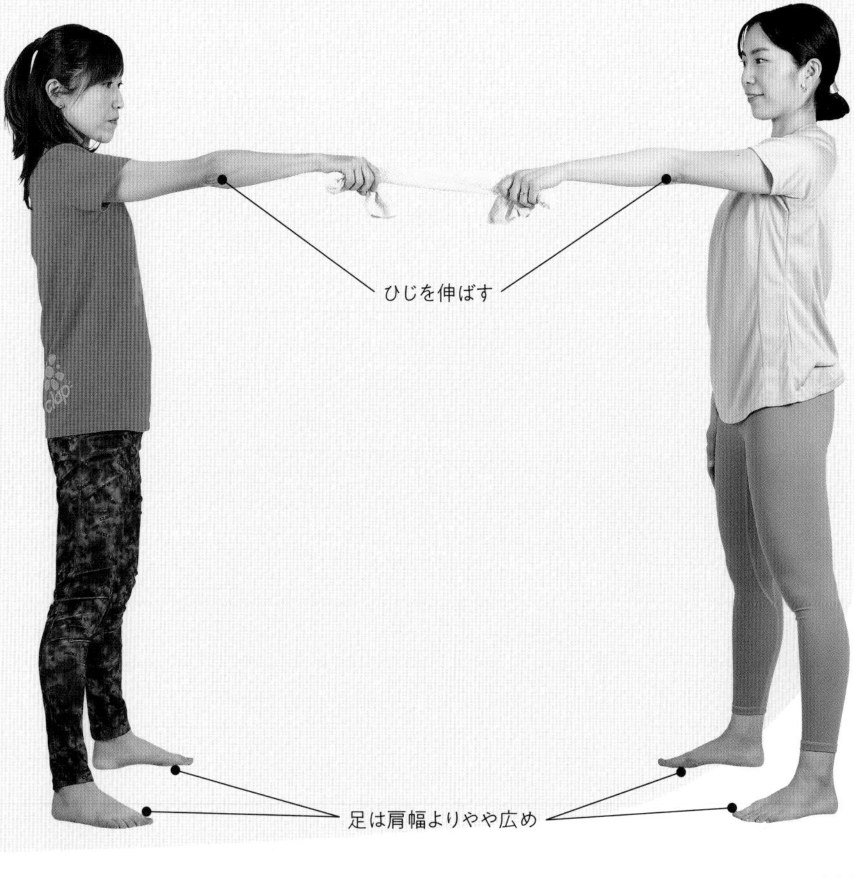

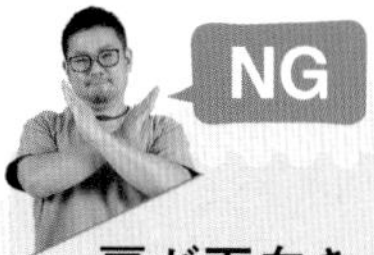
NG

肩が下向き

肩が下向きになり、顔が前を向いていないと引っ張り合いが起こらないのでNG。

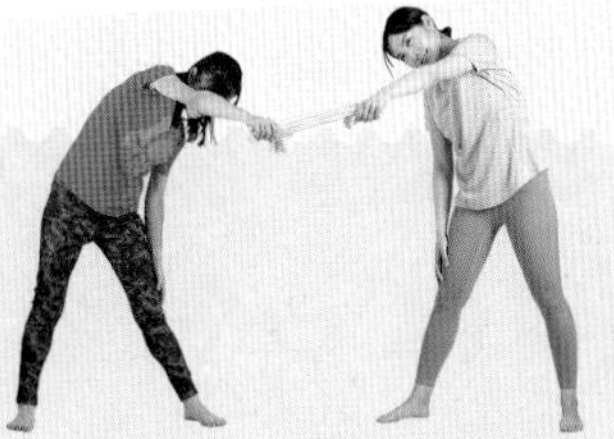

STEP
2

タオルを頭上に上げながら正面を向き、体側を伸ばす

タオルを持ったまま、互いの手を頭上に持っていき、胸を正面に向ける。互いに体側が伸びていることを感じながら10秒キープ。手を入れ替えて左右行う。

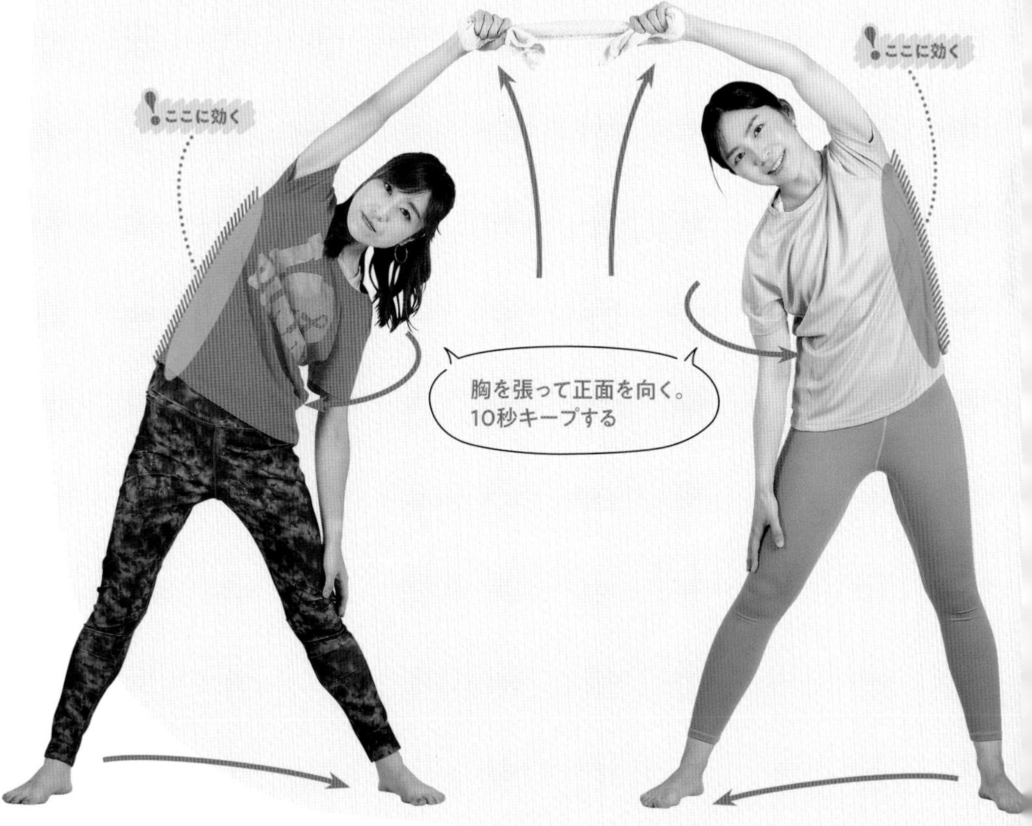
ここに効く
ここに効く
胸を張って正面を向く。
10秒キープする

03 「腰」のペアストレッチ

2人で腰を伸ばし合う

相手の力を利用しつつ、回旋の動きをつけることで腰部を伸ばしていく。

タオル強度調整OK

回数 10秒×2セット

STEP 1

背中を向け合い、片手でタオルを持つ

背中を向け合い、互いにタオルのあるほうから遠いほうの手で、タオルを持つ。短く持つほど負荷が高まる。

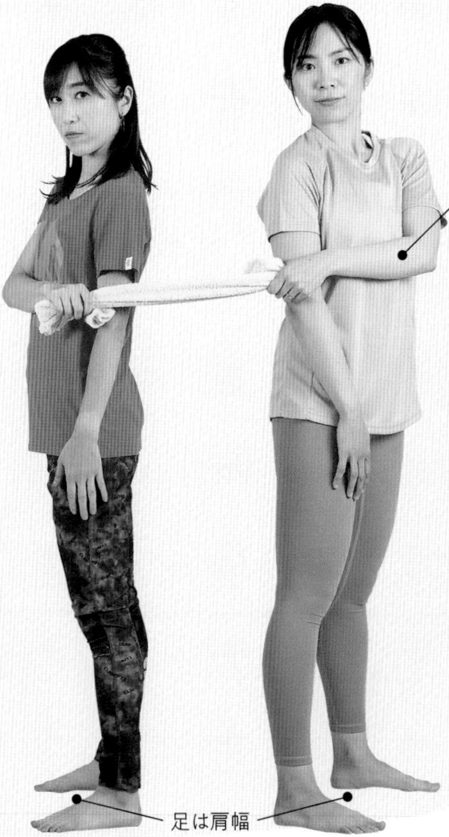

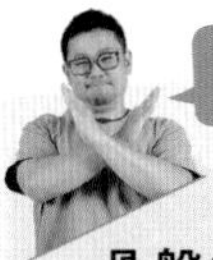

NG

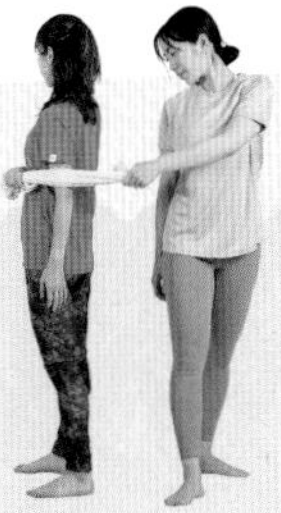

骨盤まで動いてしまう

足から回旋してしまうと腰が伸びない。骨盤を固定し、上体だけを回すように意識する。

STEP

2

片方が体の前にゆっくり引っ張る

片方が自分の体の前に向かってゆっくり引っ張り、相手側は上体だけでついていく。腰が伸びていることを感じながら10秒キープ。左右行う。

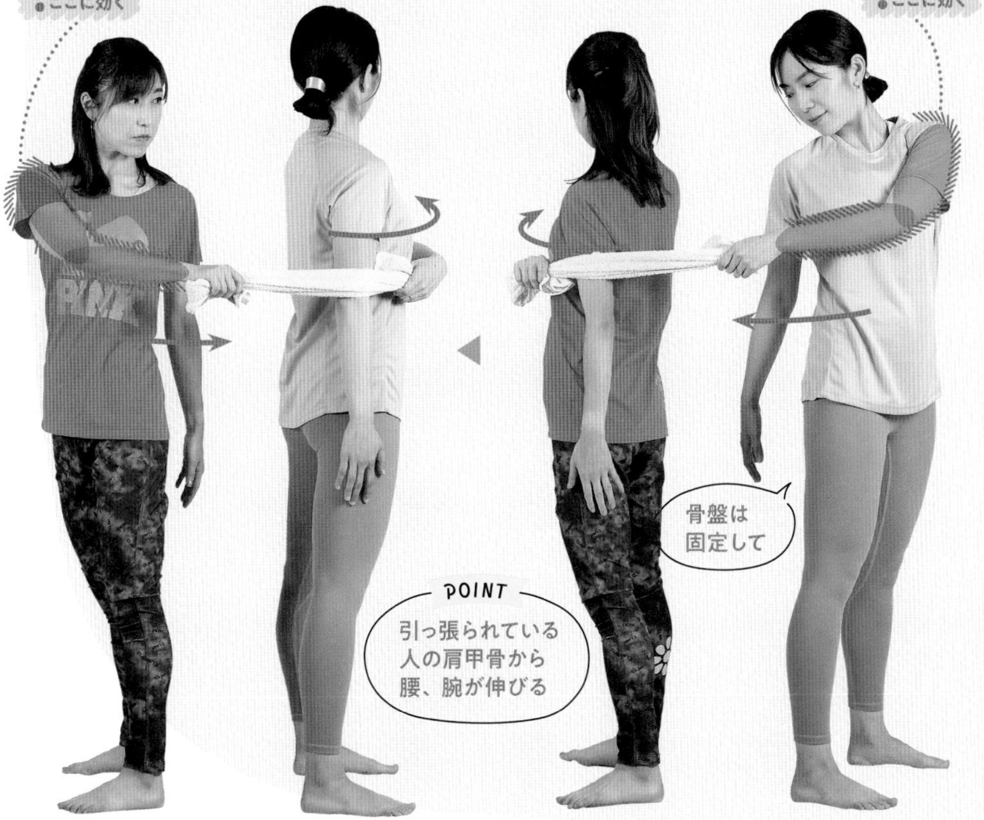
ここに効く
ここに効く
骨盤は固定して
POINT
引っ張られている人の肩甲骨から腰、腕が伸びる

04 「肩甲骨」のペアストレッチ

自分ではほぐしづらい肩甲骨をさらにほぐす

ペアに動かしてもらうことで、肩甲骨を無理なく最も効くところまで伸ばせる。

回数
10秒
×
2セット

STEP
1

後ろ手にタオルをかける

ストレッチする人の両手を後ろに回し、短くタオルをかける。

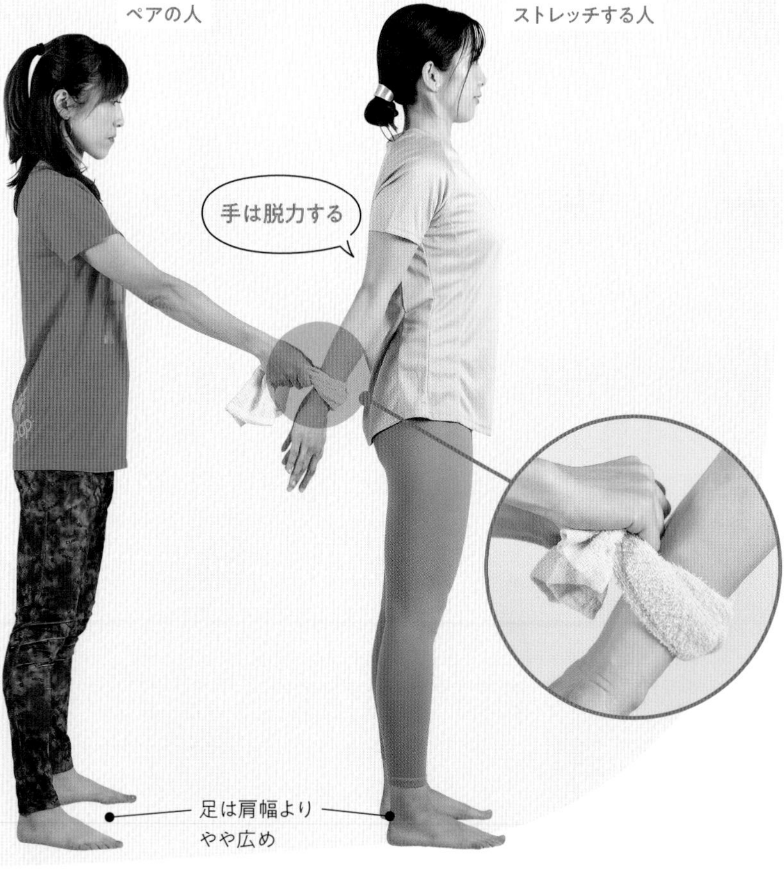

ペアの人
ストレッチする人
手は脱力する
足は肩幅より
やや広め

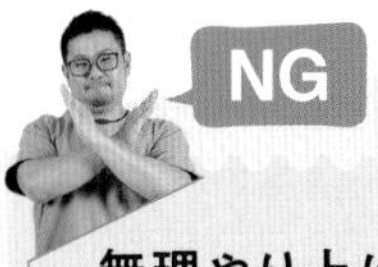
NG

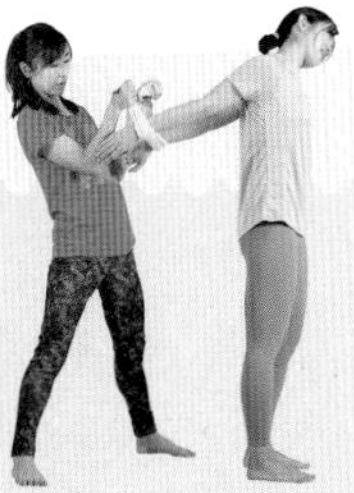

無理やり上げない

ペアの人は痛いところまで無理やり上げず、相手の様子を見ながら気持ちいいところで止める。

STEP
2

ペアがゆっくり上げる

タオルをかけた手をペアが持ち、ゆっくりと上に上げていく。自然に止まるところまで上げてキープ。役割交代して互いに行う。

肩甲骨と
肩関節に刺激
10秒キープ
POINT
肩甲骨や肩関節が
硬い人は両手が
離れてもOK

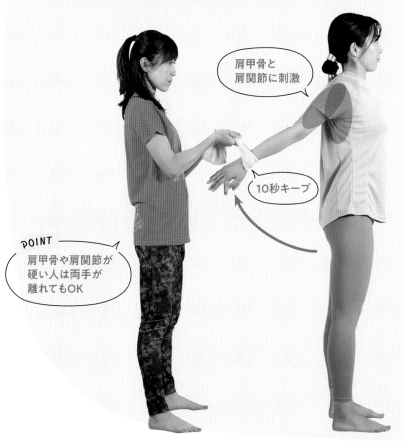

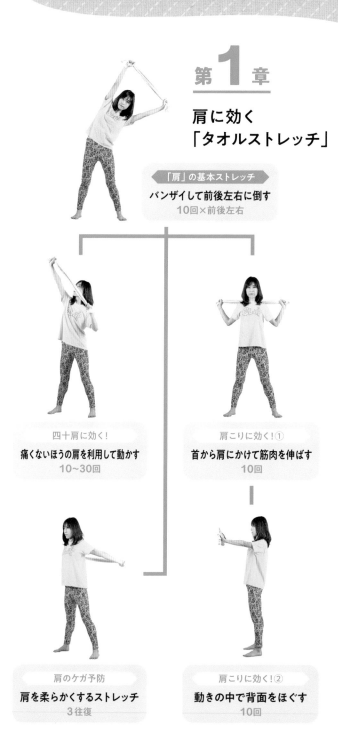

タオルストレッチ クイックガイド

ページを何度もめくらなくても、このページだけでやりたいタオルストレッチが一目でわかります。繰り返し取り組んで動きのポイントがつかめたら、このページだけを見て、やってみましょう。時間短縮にもなって効率的です。

第1章

肩に効く「タオルストレッチ」

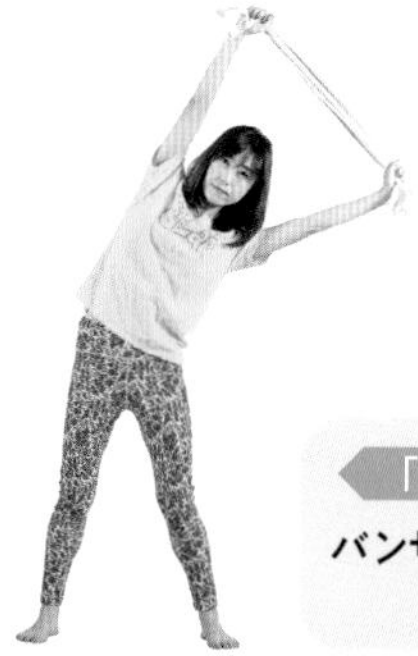

「肩」の基本ストレッチ

バンザイして前後左右に倒す

10回×前後左右

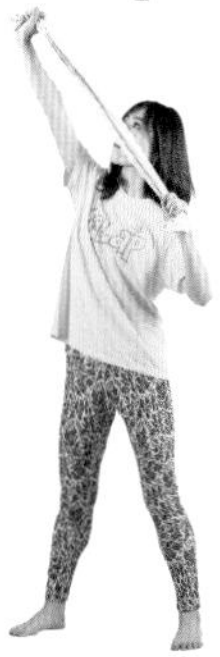

四十肩に効く！

痛くないほうの肩を利用して動かす

10~30回

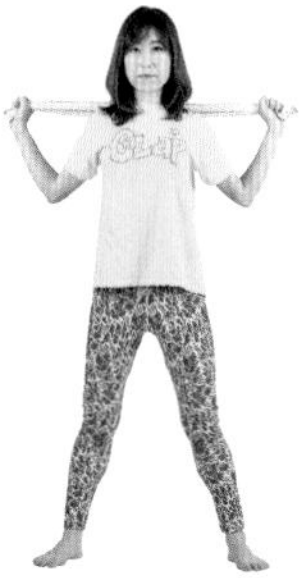

肩こりに効く！①

首から肩にかけて筋肉を伸ばす

10回

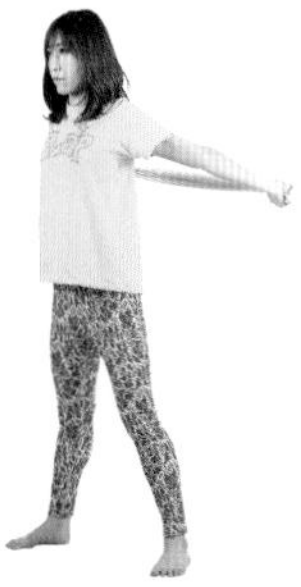

肩のケガ予防

肩を柔らかくするストレッチ

3往復

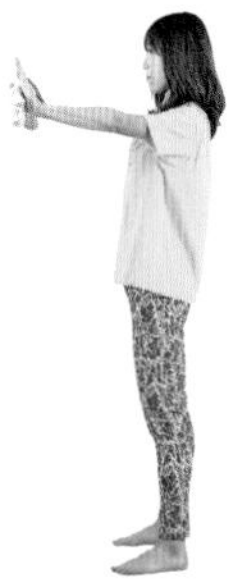

肩こりに効く！②

動きの中で背面をほぐす

10回

第2章

腰に効く「タオルストレッチ」

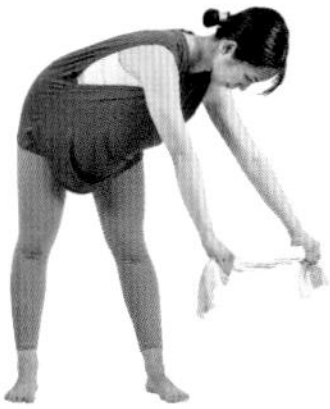

「腰」の基本ストレッチ
前と左右にゆっくり倒す
各10秒

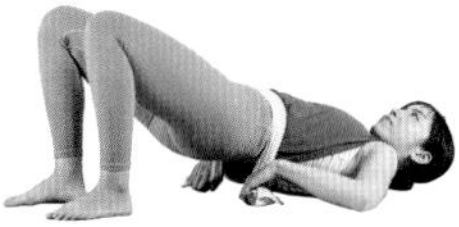

ぎっくり腰にも有効①
腰を浮かせてお腹に力を入れる
5秒×5回

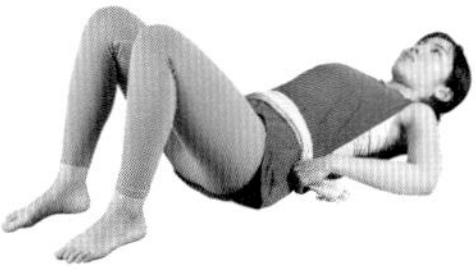

ぎっくり腰にも有効②
呼吸と腹圧を利用してほぐす
5秒×5回

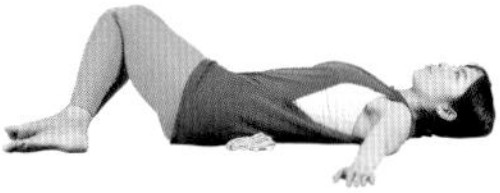

腰のケガ予防①
両ひざを左右に動かす
10往復

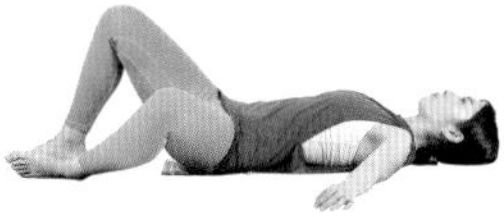

腰のケガ予防②
結び目を利用してお尻をほぐす
10往復×左右

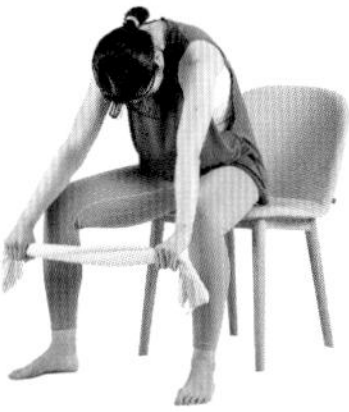

腰痛に効く！①
呼吸と一緒に脱力する
10秒×5回

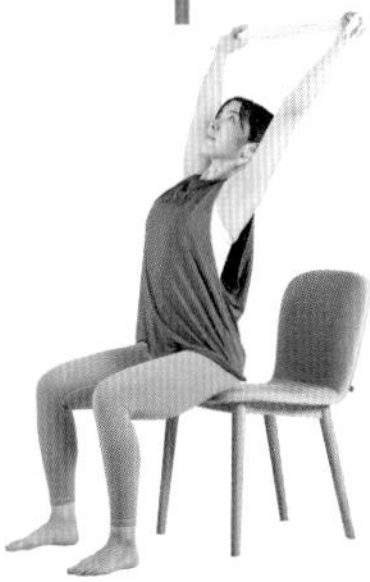

腰痛に効く！②
体を反って骨盤をゆるめる
2～3回

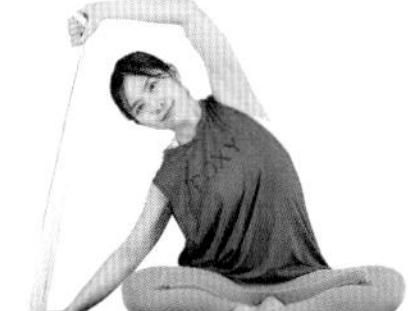

腰痛に効く！③
側面から腰をほぐす
10秒×左右

第3章

いろいろな部位に効く「タオルストレッチ」

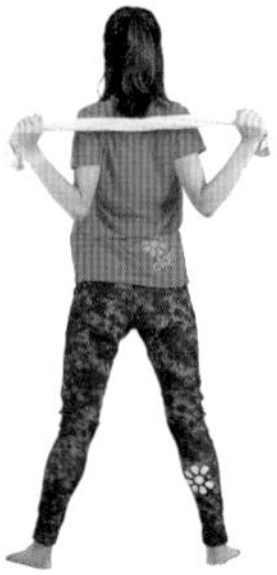

「背中」のタオルストレッチ①

腕を曲げて背中をほぐす

20回

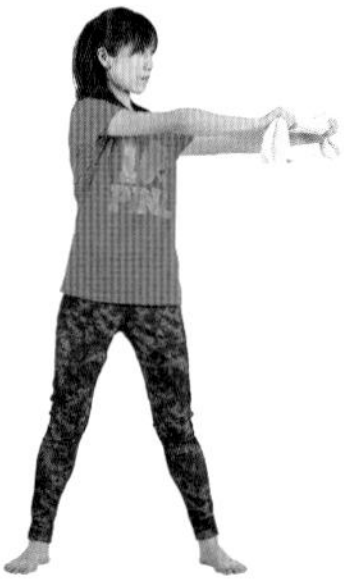

「背中」のタオルストレッチ②

左右の動きで背中をほぐす

10往復

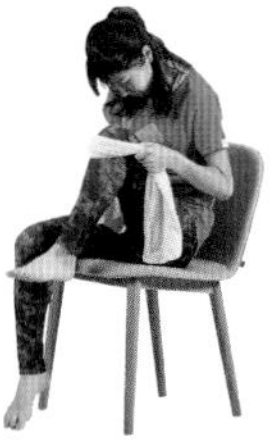

「股関節」のタオルストレッチ

股関節を柔らかくする

10秒×左右

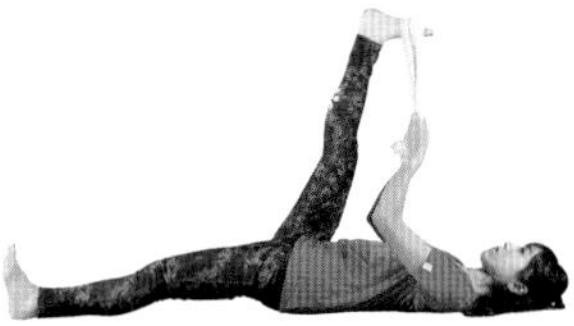

「足」のタオルストレッチ①

足の裏側を伸ばす

10回×左右

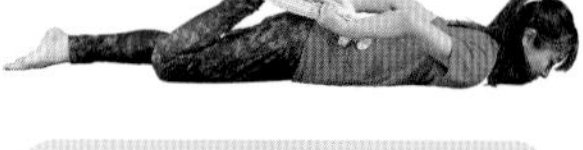

「足」のタオルストレッチ②

ももの表側を伸ばす

10回×左右

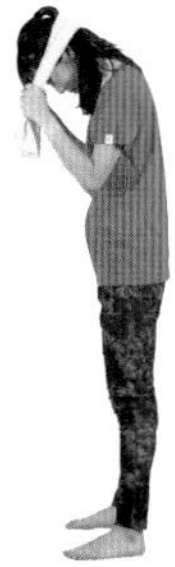

「首」のタオルストレッチ

首の硬さをゆっくりほぐす

各5秒

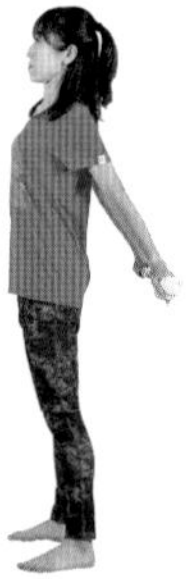

「胸筋」のタオルストレッチ

タオルを使って胸を開く

10秒×3回

第4章

ダイエットに効く「タオルストレッチ」

「ダイエット」の基本ストレッチ

リズミカルな動きですっきり腕に

20~30回

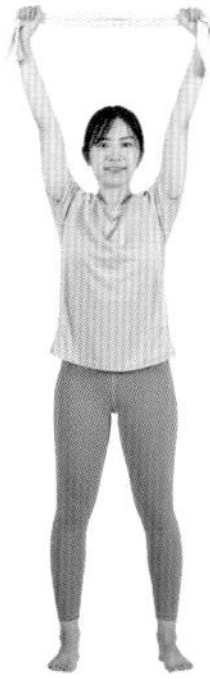

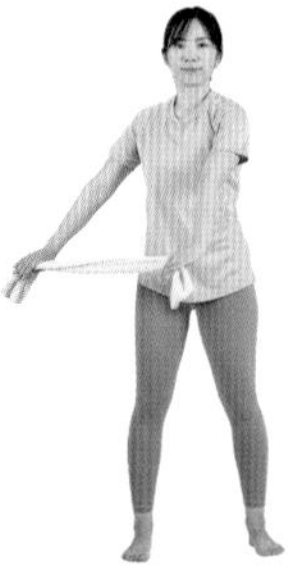

「ひねる」ダイエット①

お腹を引き締める上体ひねり

20往復

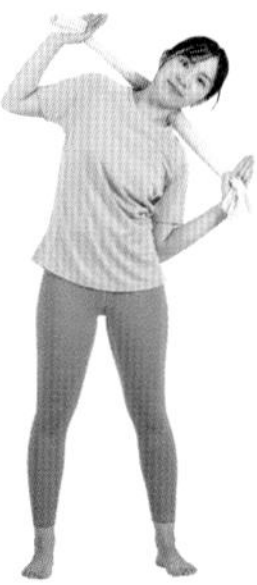

「ひねる」ダイエット②

すっきりラインをねらう横倒し

10往復

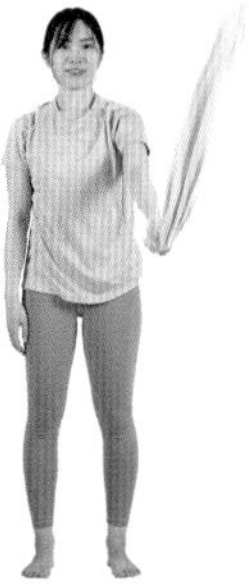

「振り上げる」ダイエット①

タオルを縦振りする

上下10回ずつ×左右

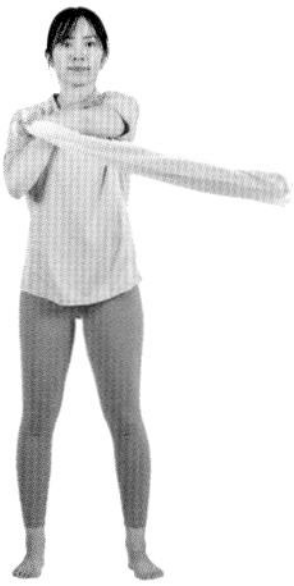

「振り上げる」ダイエット②

タオルを横振りする

横に10回ずつ×左右

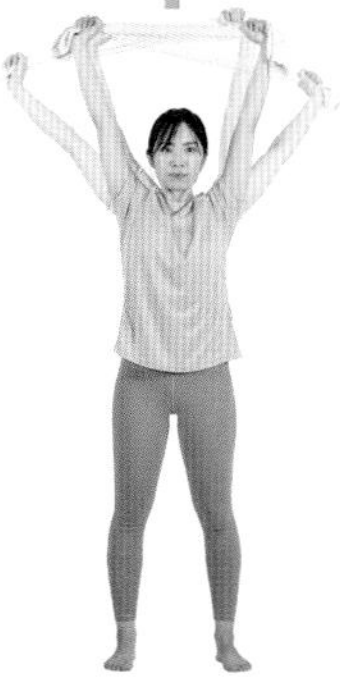

「回す」ダイエット①

頭の上でタオルを回す

10回×左右

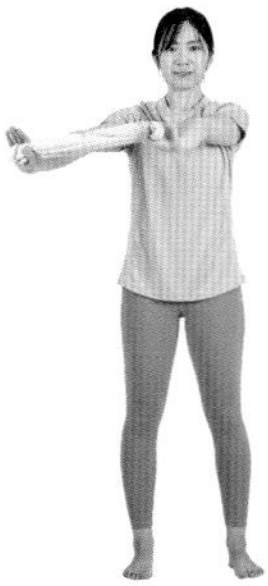

「回す」ダイエット②

前回しで腕・胸・背中に効果

10回×左右

おわりに

私は16年間の治療家人生の中で、たびたび課題にぶつかってきました。課題の中で特に困っていたのが、「施術する場以外に、患者さんご自身でケアをしてもらわないと治癒が追いつかない」ということです。

1日24時間のうち、睡眠時間を8時間とすると残り16時間です。この16時間のうち、1人ひとりに治療できるのは1時間ほどしかありません。残りの15時間は痛みや症状を招いているにもかかわらず、私たちはどうすることもできないのです。

そのため、この15時間の中にいかにセルフケアの時間を組み込んでもらえるかが重要だと常に考えてきました。5分でも10分でも、「治そう」という気持ちを持ってセルフケアを実施してもらうことで、次回の来院まで治療効果が持続しやすく、治癒が進みやすい。つまり、**カギはセルフケアにあるのです**。

セルフケアのアドバイスをする中で、今度は自宅ではやりづらいストレッチや伸ばしづらい部位が出てくるという課題にぶつかりました。

誰でも持っている身近な道具で、強度も上げることができて、なおかつフォームも崩れにくいものはないか。棒やペットボトル、トイレットペーパーなど、いろいろな日用品を使ったストレッチを実践してみましたが、どれもしっくりきませんでした。

そこで行き着いたのが**「タオル」**でした。身近にあるものの中でも、タオルの柔らかさやサイズ感、軽さはストレッチにちょうどいいことがわかってきたのです。

タオルストレッチは、自分で発明したものと、ＳＮＳで見つけたものを応用して、バージョンアップさせた形で患者さんに伝えるようにしています。

タオルストレッチによるセルフケアを身につけると、患者さん自身が症状に対応できるようになります。「この痛みが出てきたときは、このストレッチをすればいい」とわかるため、自分で痛みを改善することができるのです。

私は治療家なので、痛みやケガのある患者さんを診ることで生活をしていますが、1人でも多くの患者さんにぜひ「病院いらず」「医者いらず」の生活を手に入れてもらいたいと思っています。

高齢になっても自分の足で歩いていたい方、寝たきりになるのは避けたいと思う方は、動けるうちにしっかりと体の可動域を広げておいてください。そのために、ぜひ本書のタオルストレッチを活用していただければ幸いです。

令和6年3月

仲林久善

著者紹介

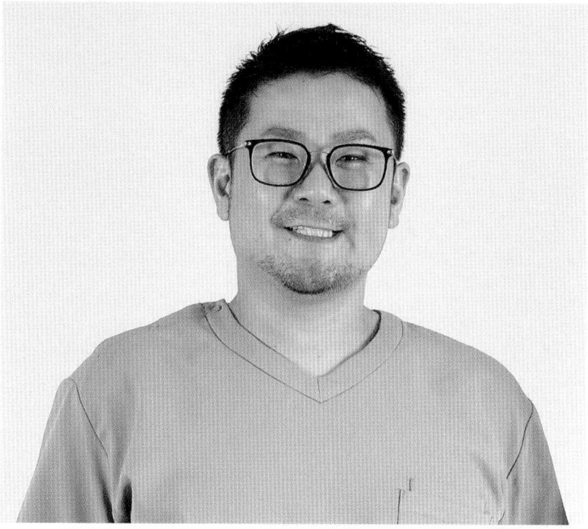

仲林久善

治療家・こころ整骨院院長

昭和60年生まれ。小学５年生から柔道を始めるが、高校２年生で大きなケガをして、人を治せる治療家になるべく柔道整復師になることを決意。大阪ハイテクノロジー専門学校へ進学し、柔道整復師国家資格に合格して治療家の道を進む。2021年よりセミナー活動も行う。北海道から鹿児島まで多数のセミナー受講生がおり、好評を博している。また、国体奈良県選手団代表競泳トレーナー、FCバルセロナ JAPANキャンプトレーナーなどを務めるなど、幅広く活躍している。接骨院での患者への診察のほか、これまで、5000人以上のスポーツ選手を診察しており、阪神タイガース近本光司選手の専属トレーナーを務めるなど、アスリートからの信頼も厚い。その他、クラブチーム、中学、高校へのトレーニング指導やリハビリ運動指導なども行っている。Instagramフォロワー1.3万人。

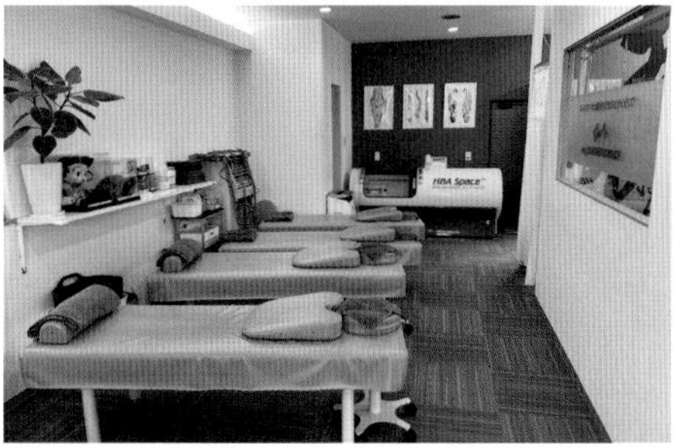

こころ整骨院

数々のスポーツアスリートを含む患者さんの体とケガの治療をしてきた接骨院。患者さんの症状に合わせて、局所療法と全身療法を組み合わせた治療を展開している。治療だけでなく、「故障しにくい体の使い方」のレクチャーにも力を入れている。院内は癒しの効果があるとされる「オレンジ色」をテーマカラーにしている。

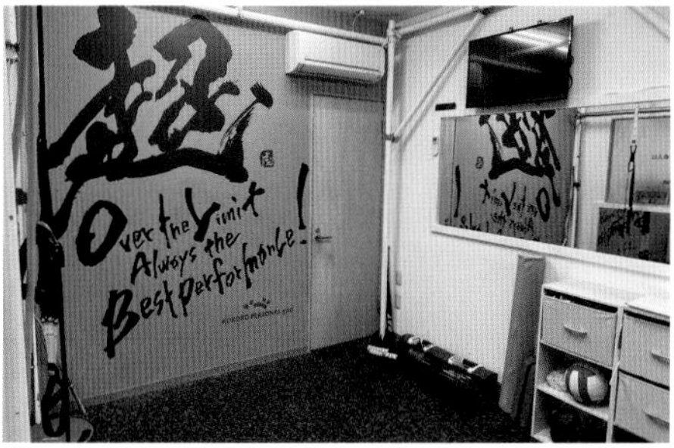

KOKORO PERSONAL gym

こころ整骨院併設のパーソナルスポーツジム。一般の方から高齢者、小学生からオリンピック選手までの幅広い層が来院して、個々の体の状態やコンディションに合わせたトレーニングを実施している。

モデル

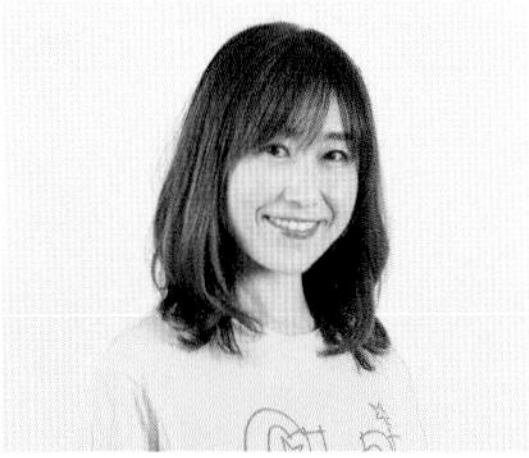

谷内里佳

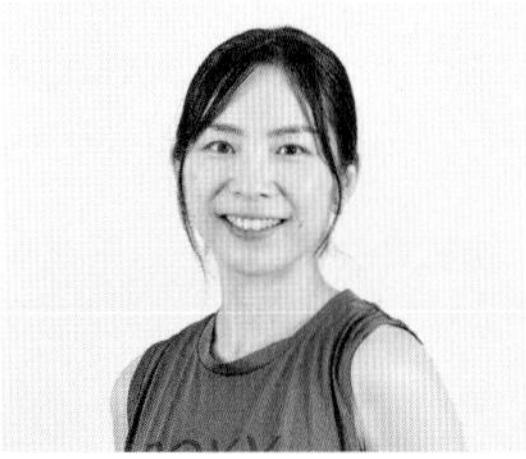

泉田さちこ

編　集　ナイスク（https://naisg.com/）
松尾里央　岸 正章　崎山大希　鈴木陽介
構　成　落合真彩
撮　影　小林 靖
装　丁　中濱健治
本文デザイン　小澤都子（レンデデザイン）
イラスト　渋沢恵美（シブサワデザイン）
モ デ ル　谷内里佳　泉田さちこ

1回30秒・おうちでほぐれる

タオルストレッチ

2024（令和6）年4月5日　初版第1刷発行

著　者　仲林久善
発 行 者　錦織圭之介
発 行 所　株式会社 東洋館出版社
〒101-0054　東京都千代田区神田錦町２丁目９番１号
コンフォール安田ビル２階
代　表　TEL：03-6778-4343　FAX：03-5281-8091
営業部　TEL：03-6778-7278　FAX：03-5281-8092
振　替　00180-7-96823
U R L　https://www.toyokanbooks.com

[印刷・製本]　株式会社シナノ
ISBN978-4-491-05457-5　　Printed in Japan